허리디스크 탈출,
공감이 시작이다

마이티북스

【 일러두기 】

이 책은 저자의 개인적 경험을 토대로 주관적으로 기술된 결과물입니다.
따라서 개개인 모두에게 적합한 방법으로 완벽히 대처되지 않을 수 있습니다.
독자 개개인들은 담당 의사를 통한 진단 및 전문 치료 과정을 진행 중이라면,
먼저 주치의와 충분히 상담해볼 것을 권합니다.

이 책이 허리디스크로 고생하시는 모든 분에게
작은 위로가 되길 바랍니다.

목 차

프롤로그_당신만의 회복 경험을 응원하며 009

0장. 이 책을 읽기 전 알아야 할 자세 015

1장. 일상을 송두리째 앗아간 '허리디스크' 023

2장. 섣부른 판단이 가져온 고통 033

  1. 잘못된 첫 만남 035
  2. 정신적 고통의 시작 047
  3. 들리지 않는 조언, 들리는 조언 052
  4. 환자가 베푸는 값진 선물 064
  5. 회복 의지와 성찰이 만났을 때 072
  6. 병원 생활로 깨달은 본질 081
  7. 돌이킬 수 없는 선택 087

3장. 의존에 의한 반복된 실수 091

  1. 내 몸을 망가뜨리는 결정 093
  2. 진정으로 불안한 삶 099
  3. 머피의 법칙 106
  4. 시술에 대한 오해 113

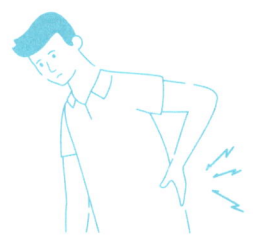

4장. 피하지 못한 세 번째 수술대 121

1. 희망의 전제 조건 123
2. 어김없이 찾아온 재발 131
3. 절규를 돈으로 보는 사람들 136

5장. 상식을 찾는 여행 143

1. 생의 끝자락에서의 오열 145
2. 상식의 첫걸음 149
3. 공감의 끈 157
4. 근본 원인을 찾아서 170

6장. 습관에서 찾은 답 177

1. 여정의 시작 179
2. 기본 중의 기본, 식습관 183
3. 시너지 효과를 부르는 운동 습관 193
4. 내 몸을 살리는 영양 습관 204
5. 생명을 불어넣는 물 마시기 습관 210
6. 다시 태어나게 한 선물 217

에필로그_내 허리디스크는 오직 나만이 손 볼 수 있다 221

오늘도 물리치료를 받았다.
이젠 아무런 느낌도 없다.
의무적으로 병원에 출·퇴근하는 느낌이랄까?

내게 왜 이런 고통이……
나의 바람은 오직,
자유롭게 움직이고 싶을 뿐이다.

지금까지 그래왔듯이
분명히 방법이 있을 것이다!
나에게 딱 맞는.

프롤로그

당신만의 회복 경험을 응원하며

인생의 황금기라 할 수 있는 스무 살부터 허리디스크로 27년을 고생했다. 세 번의 수술을 했으니 단순한 고생이 아니라 죽도록 고생했다는 것이 더 맞는 표현이다. 허리디스크로 병원에 다녀본 사람이 아니라면 그 고통이 어떤 것인지 요즘 말로 1도 알 수 없다. 허리디스크 환자는 깁스를 한 것도, 피부가 상한 것도 아니라서, 건강한 사람과 다를 게 없다. 겉으로 보기에 아픈 곳이 전혀 없어 보이니, 허리디스크 환자는 그저 꾀병 같기도 하다. 하지만 허리디스크를 가볍게 앓고 있는 사람조차도 허리를 굽히는 것이 매우 불편해 가벼운 인사조차 제대로 할 수 없을 정도로 행동의 제약이 많이 따른다. 그렇기에 자칫 불량하거나 거만한 사람으로 보일 수도 있다. 허리디스크 통증이 조금 심하다 싶으면, 몇 초간 서 있는 동안에도 식은땀이 흐르고, 기진맥진할 정도로 고통스럽다. 심하게는 건강한 일반인이 상상할 수 있는 수준을 넘어서는 고통이 24시간 계속된다.

 육체적인 고통이 다가 아니다. 멀쩡해 보이는 사람이 아무것도 할 수 없으니 허리디스크 환자를 쳐다보는 주변의 시선에 정신적 고통도 만만치 않다. 병원에 입원한 것도 아니고 아무리 봐도 멀쩡한데, 허리디스크를 앓고 있다는 이유만으로 불가피하게 본인이 해야 할 일을 주변인들이 나눠서 해야 하니 의아하고도 따가운 시선이 스트레스로 다가온다. 이는 허리디스크 환자가 사람을 멀리하고 가정이든 사회든 담을 쌓게 하는 근본적인 이유가 된다. 누구나 그러하듯 허리디스크 환자도 남에게 폐를 끼치고 싶지 않기 때문이다.

허리디스크 환자가 위와 같이 육체적·정신적 고통 상황에 다다르면, 주변 지인들이 위로한다고 해도 허리디스크 환자의 마음에 와닿지 않는다. 내가 허리디스크 고통으로부터 완전히 벗어난 지 4년이 지났음에도 지인들은 안타까운 얼굴로 "허리는 좀 어때?"라는 안부 인사를 가장 많이 한다. 지금이야 나를 걱정하는 분들에게 고마운 마음이 크지만, 허리디스크로 끔찍한 고통을 받고 있을 당시에는 미안하지만 그분들의 위로가 전혀 도움 되지 않았다.

'암 환자에게 조심해야 하는 말'이란 주제의 기사가 종종 나온다. 걱정된 마음에서 전하는 말들이 환자를 배려하지 못하는 경우가 많다는 내용이다. "이겨 낼 수 있어.", "불행 중 다행이야.", "긍정적으로 생각하자.", "누구는 더 심했어.", "누가 뭐 먹고 병이 다 나았대." 등이 대표적이다. 나도 비슷한 위로의 말을 많이 들었다. "요샌 기술이 좋아졌어.", "수술하면 금방 괜찮아."처럼. 그러나 위로의 말을 들을수록 우울했다. 심지어 같은 고통을 겪고 있는 허리디스크 환자가 동병상련의 마음을 담아 해준 위로도 나의 마음을 달래주지 못했다. 그로써 허리디스크는 육체적으로나 정신적으로나 다른 사람과 나눌 수 있는 고통이 아님을 절실히 깨달았다. 상황이 이러한지라 허리디스크는 온전히 혼자 감당해야만 하기에 한없이 외롭다. 눈물이 마를 때까지 목 놓아 우는 것이 '유일한 위로'다.

이 책은 의학적 내용을 바탕으로 허리디스크 환자들에게 도움을 주고자 하는 것이 아니다. 언감생심 그런 수준은 생각지도 않는다. 단지, 내가 허리디스크 질병을 앓으면서 바라본 상식적인 방법과 그 방법을 통해 끔찍한 허리디스크 고통에서 벗어난 경험을 공유하고자 할 뿐이다.

허공에서는, 아무리 팔을 휘젓고 아무리 발버둥을 쳐도 바닥으로 떨어진다. 만일 조금이라도 위로 오르고 싶다면 바닥을 확인하고 디뎌야 한다. 이 책을 선택한 당신은 지금까지 알고 있던 허리디스크와 관련한 생각을 모두 지워냄으로써 바닥으로 떨어진 느낌을 받을 수도 있다. 바닥을 확인하는 것이 육체적으로 정신적으로 고통스럽고 견디기 어렵겠지만, 반드시 바닥을 확인하고 발을 굴러 올라가야 다시 건강해질 수 있다고 말해주고 싶다.

나는 허리디스크 질병과 오랜 기간 싸우면서 경험하고 느낀 것을 이 책에 기록했다(혹, 허리디스크로 너무나 고통스러운 나머지 책 읽는 것조차 힘들다면 '제6장 습관에서 찾은 답' 부분을 먼저 읽어도 좋다). 어떤 독자는 생각보다 큰 도움이 될 수도 있고, 어떤 독자는 그렇지 않을 수도 있겠지만, 끝까지 포기하지 말고 자기만의 회복 경험을 쌓기를 바란다. 아울러 진솔한 회복 경험을 허리디스크로 고통받는 다른 사람과 공유하기를 바란다. 그 과정에서 당신에게 얼마나 많은 유일한 위로가 필요할지 모르겠다. 그때마다 여러분에게 가수 이하이의 <한숨>의 가사처럼 응원한다.

당신이 조금이라도 편안해지길 진심으로 바라는

이수호

0장
이 책을 읽기 전 알아야 할 자세

허리디스크 통증이 워낙 심해서 누워만 있어야 한다면 어쩔 수 없지만, 환자도 사회 구성원으로서 집을 포함한 모든 장소에서 활동해야 한다. 그 가운데 허리디스크는 어떤 자세에서도 통증이 동반되므로 활동하기 위해서는 반드시 해결해야 할 문제가 있다. 바로 '올바른 자세'다.

모든 상황에서 올바른 자세는 통증을 줄여줄 뿐만 아니라, 최소한 자세로 인해 허리디스크가 악화되는 경우를 예방할 수 있으므로, 본론으로 들어가기 전 경험으로 터득한 올바른 자세를 소개하고자 한다. 물론 지금부터 설명하는 자세가 불편하게 느껴진다면, 그 자세는 당신에게 맞지 않은 자세이므로 무작정 따라 하기보다 자기에게 맞는 자세를 찾는 것이 바람직하다.

질병관리청 국가건강정보포털에 '요추 추간판탈출증 예방을 위한 올바른 자세'가 그림으로 나와 있다. 그것은 허리디스크 예방을 위해 국가기관에서 홍보하는 5가지(서 있을 때, 앉아 있을 때[의자/소파], 물건을 들 때, 엎드린 자세에서 일할 때) 올바른 자세다. 하지만 건강한 사람이 허리디스크 예방을 위해 본 자료를 활용하는 것보다 허리디스크 환자가 본 자료를 참고하여 생활할 가능성이 더 큰데, 이 자세 중 '서 있을 때' 자세를 제외하고, 나머지 자세는 허리디스크 환자에게 그다지 추천하고 싶지 않다. 다만, 개인적으로는 '서 있는 자세', '누워 있는(잠자는) 자세', '의자에 앉는 자세', '각종 움직이는 자세' 등 네 가지 자세로 구분하는 것이 좀 더 편하게 느껴진다.

서 있는 자세는 어깨와 허리를 곧게 펴고 서면 된다. 허리디스크 환자는 오래 서 있지 못하므로 특별히 신경 쓸 정도로 중요한 자세가 아닐 수도 있으나, 허리디스크는 한 번의 실수로 최소 몇 주간 병원 신세를 질 수 있는 질병이므로 잠깐이라도 올바른 자세를 유지하는 것이 바람직하다. 단, 서 있는 자세가 허리를 곧게 펼 수 있어 서서 업무를 보는 경우가 간혹 있는데, 주의할 것이 있다. 허리디스크 환자는 하체 혈액순환이 원활하지 않기 때문에 무릎 관절 또한 건강할 수 없다. 그러므로 장시간 똑바로 서서 업무를 보면 무릎 관절에 무리를 줄 수 있음을 명심해야 한다.

누워있는 자세는 환자마다 느끼는 통증 부위가 달라 쉽게 설명하기 어렵다. 일반적으로 무릎 밑에 베게 하나를 바쳐 무릎이 살짝 올라간 상태가 좋다고는 하나, 이 또한 편한 사람이 있고 그렇지 않은 사람이 있다. 특히 누워있을 때는 편했는데, 누웠다 일어날 때 극심한 통증이 있다면 그 자세는 그 사람에게 좋은 자세가 아니다. 그러므로 누워있는 자세는 누워있을 때나 일어날 때 모두 편한 자세를 찾아서 눕기를 바란다. 단, 침대는 몸이 닿는 부분이 심하게 배기지 않을 정도로 딱딱한 것이 좋다.

의자에 앉는 자세는 가장 중요한 자세임에도, 허리디스크로 고생하는 환자 중에 올바른 자세로 의자에 앉아 있는 사람을 본 적이 없을 정도로 대부분 잘못 알고 있다. 결론적으로 말하면, 혼자 앉아 있을 수 있는 허리디스크 환자는 일반 의자(허리디스크 전용 의자 제외)의 등받이에 등을 붙여서 앉으면 안 된다. 허리디스크 환자는 의자 끝부분에 걸터앉아서 반드시 무릎 끝이 바닥을 향하게 앉아야 한다(이것 하나만 기억해도 좋다). 이렇게 하면 허리가 서 있을 때와 같이 곧게 펴진다. 의자 등받이에 등을 붙이면 의자 높이가 높은 경우를 제외하고 절대 무릎 끝이 바닥을 향할 수가 없다. 당연히 허리가 굽어진다. 또 허리디스크 환자 중에 다리를 꼬는 것이 편하다고 하는 사람이 있는데, 허리디스크에 최악의 자세다. 의자에 앉아서 직접 해보면 알겠지만, 다리를 꼬게 되면 무릎 끝이 바닥이 아니라 하늘을 향하고 허리가 앞으로 굽는다. 허리가 약간 편할지 모르나 허리디스크는 자기 자신도 모르게 점점 더 악화될 것이다. 악동뮤지션의 <다리꼬지마> 가사처럼 '내 다리 점점 저려오고, 피가 안 통하는 이 기분'처럼 피가 안 통하는 기분이 아니라, 실제 피가 잘 안 통해 다리가 저리는 것이 맞다. 건강한 사람도 이러한데 하물며 허리디스크 환자가 다리를 꼬고 앉는다는 것은 허리디스크와 그냥 평생 살겠다고 외치는 것과 다름없다. 푹신한 소파도 무릎 끝이 하늘을 향하는 건 마찬가지다. 어쨌든 무릎 끝이 하늘을 향하도록 앉는 것은 허리디스크 환자라면 무조건 피하는 것이 좋다. 최근 허리디스크 환자가 너무도 많아 이와 관련한 의자도 여럿 출시됐는데, 결론은 '무릎 끝이 바닥을 향하느냐, 아니냐?'를 기준으로 한다면 올바른 선택이 될 것이다. 단, 안전이 최우선이므로 바퀴가 달린 의자는 절대 사용하지 않기를 바란다. 의자 끝에 걸터앉을 때 바퀴가 뒤로 밀리며 자칫 바닥에 엉덩방아를 찧는 대형 사고를 유발할 수 있다.

마지막으로 '각종 움직이는 자세'는 상황마다 조금씩 다르긴 하나 이 또한 한 가지 원칙을 머릿속에 넣으면 편하다. '허리를 굽히지 말라!' 조금 황당할 수는 있지만 핵심이다. 이 원칙을 세우면 허리를 굽히는 횟수를 최대한 줄일 수 있고 그만큼 허리디스크를 악화시키는 확률을 낮출 수 있다. 일례로 집에서 바닥을 닦기 위해 걸레질을 할 때, 엎드려서 하지 말고 서서 닦는 기구를 준비하는 것이 좋다. 바닥에 엎드리는 자세를 연구하지 말고 아예 엎드리는 이유를 없애라는 뜻이다. 바닥에 있는 물건을 들어 올릴 때는 두 손으로 들어 올리면 안 된다. 인터넷이나 서적에 두 손으로 물건을 들어 올리는 방법이 그림으로 나와 있는데, 힘을 줄 수가 없어서 어쩔 수 없이 허리를 굽힐 수밖에 없고, 또 물건을 들고 일어날 때 반드시 허리에 무리를 준다. 물건을 굳이 들어야 한다면, 한쪽 팔을 무릎에 대서 지지하고 나머지 한 손으로 물건을 들어 올리는 자세를 추천한다. 그러면 허리에 힘이 전혀 늘어가지 않는다. 가능하다면 한 손으로 들 수 있는 물건만 드는 것이 좋다. 어쩔 수 없이 두 손을 써야 한다면 허리를 굽히지 않고 들어 올릴 정도로 허리 높이에 있는 물건만 들어 올리길 바란다. 당연히 허리에 부담될 정도로 무거운 물건은 들면 안 된다. 우습지만 나의 경우, 처음엔 접시도 들지 않을 정도로 조심했다. 끝으로 바닥에는 앉지 마라. 무릎 꿇고 앉는 자세(다리 혈액순환에 좋지 않으므로 단시간만 추천함)를 제외한 바닥에 앉는 거의 모든 자세가 허리에 매우 안 좋다. 특히 책상다리 자세는 허리디스크 환자에게 치명적이다.

올바른 자세만으로도 상당한 효과를 볼 수 있다고 확신한다. 그래서 당신이 조금이라도 편한 자세로 이 책을 읽게 하고 싶은 마음에 조금 세세히 설명했다. 그럼에도 부족한 점이 있다면 자기 자신에게 맞는 자세를 스스로 더 연구하기를 바란다.

1 장
일상을 송두리째 앗아간 '허리디스크'

이번 생의 모든 운을
한번에 모아서 쓸 정도로 운이 좋아
허리디스크가 잠시 머물다 가면
아무런 문제가 없지만,
한순간의 실수로 악화되면
이번 생의 나머지 중 상당 부분을
허리디스크 치료를 위해
허비해야 할 것이다.

내게 허리디스크가 어떤 질병인지 한 문장으로 설명해달라고 하면, "살아 있는 동안 다시 보고 싶지 않은 사람과 한 방에서 죽을 때까지 함께 생활하는 것"과 같다고 말한다. 더 솔직하게 말하면 "억수로 재수 없고, 재수 없고, 재수 없는 경우가 바로 허리디스크"라고 할 정도로 허리디스크는 정말 최고로 재수 없는 질병 중 하나라고 생각한다.

사람마다 허리디스크를 처음 앓게 되는 이유는 매우 다양하다. 무거운 것을 들다가, 자세가 안 좋아서, 허리에 충격을 받아서 등. 이유는 달라도 과정은 대부분 비슷하다. 처음에는 허리 통증이 나타나고 이것이 심해지면 허리에서 다리로 내려가는 신경이 눌려, 서 있을 수도, 앉아 있을 수도, 누워있을 수도 없는 극심한 고통에 이르게 된다. 게다가 처음 겪는 허리디스크 고통을 조금이라도 줄이고자 잘못된 자세를 계속 유지하다 보면 자칫 목디스크까지 동반할 수 있는데, 이때는 삶이 낭떠러지 끝에 서 있는 듯하다.

나는 롤러스케이트장(몇 년 전만 해도 이런 곳이 있었다)에서 친구의 장난에 균형을 유지하려다 허리가 비틀어지면서 '뚝' 소리가 날 정도로 다친 데서 시작했다. 처음에는 허리 통증이 견딜만했기에 대수롭지 않게 여겨 별다른 치료를 하지 않았다. 가족 중 누구도 허리디스크를 앓아 본 사람이 없었기에 이 질병이 한 사람의 인생을 송두리째 망가뜨릴 정도로 무서운 질병인 줄 몰랐다. 간혹 허리디스크는 그냥 놔둬도 나을 수 있다고 하는 사람도 있지만, '절대 안정'을 취하며 놔두어야 하는 것이지, 평소대로 활동하면서 놔두면 낫는 질병이 절대 아니다. 어쩌다 운이 좋아 그냥 낫는 사람이 있다고 해서 나도 그냥 두면 나을 거라고 생각하는 것은 너무 무모하다. 즉, 허리디스크는 나머지 인생을 끔찍한 고통 속으로 송두리째 밀어 넣을 수도 있는 중대한 문제이니 너무 쉽게 생각하지 않기를 바란다.

허리를 다친 이후 통증이 있기는 했지만, 허리를 움직일 수는 있었고, 당시 가정 형편도 가만히 있을 수만은 없는 상황인지라 절대 안정은 꿈도 꿀 수 없었다. 그런데 며칠 동안 참을만했던 허리 통증은 점점 심해지고, 어느 순간 다리 한 쪽이 당기는(허리디스크 환자들과 관련 의사들이 보통 쓰는 말. 견딜 수 없는 본격적인 통증의 시작이라 할 수 있다) 통증이 찾아왔다. 말이 쉬워 통증이지 편히 앉을 수도 일어설 수도 누울 수도 없는, 이전에는 상상하지도 못했던 극심한 통증이었다. 허리디스크 환자는 다 알겠지만, 허리디스크로 인한 허리와 다리 통증은 한마디로 기분이 더러운 통증이다. 어떤 경우는 이를 악물고 통증을 견디기도 하지만, 어떤 경우는 순간순간 자신도 모르게 비명이 나올 정도로 참을 수 없이 고통스럽다. 특정한 시간과 특정한 자세 어느 것도 종잡을 수 없이 아프다 보니 이때부터는 모든 정신이 허리와 다리에 집중되어 어떤 일도 제대로 할 수 없는 상황이 초래된다. 그 결과 자의 반 타의 반 모든 일에서 손을 뗄 수밖에 없다. 손을 떼지 않으면 주변 사람들에게 민폐가 될 수밖에 없어 손을 떼는 것이 오히려 나은 경우가 대부분이다.

 허리디스크가 이쯤 진행되면 극심한 육체적·정신적 고통으로 모든 일이 서서히 뒤죽박죽되어 간다. 신경이 온통 아픈 허리와 다리에 가 있으니, 보거나 듣고 있어도 기억할 수 없다. 마치 영화를 보면서 다른 생각을 해 영화 내용이 기억나지 않는 것과 같다. 차이점은, 영화는 약 두 시간이라는 잠깐 동안 다른 생각을 하는 것이지만, 허리디스크의 경우는 깨어 있는 모든 일상에서 항상 허리와 다리에 신경이 가 있어서 일상 파괴가 다반사다. 그리고 잦은 일상 파괴는 허리디스크 환자의 육체적·정신적 상태를 더 악화시키는 악순환을 유발한다. 한마디로 일상이 매일 악몽이다.

 한 치 앞도 보이지 않는 어두운 동굴 속을 경험한 적이 있는가? 동굴 입구는 햇빛이 들어와 그다지 두려운 마음이 들지 않지만, 조금만 더 동굴 속으로 들어가면 등 뒤에서 비추던 햇빛이 어느새 사라지고, 몇 분 전까지도 편했던 마음이 순식간에 두려움으로 바뀐다. 동굴 속에서 어떤 일이 일어날지 전혀 짐작할 수 없기에 느끼는 두려움이다. 허리디스크 질병도 이와 비슷하다. 병원에서 몇 번 치료를 받으면, 늘 그래왔듯이 여느 상처와 마찬가지로 바로 낫겠지 하는 희망이 있다. 하지만 치료해도 통증이 점점 심해지고, 허리에서 다리까지 극심한 통증이 더해지면 방금까지 가졌던 희망은 순식간에 두려움으로 바뀐다. 허리디스크라는 질병이 얼마나 더 고통스러울지, 낫기는 나을지 캄캄한 동굴 속과 같이 아무것도 알 수 없다. 더 안타까운 건 이것이 시작에 불과하다는 것이다.

간혹 허리디스크로 엄청난 고통을 겪고 있는 환자에게 "요샌 기술이 좋아져서 괜찮아.", "누가 수술받고 며칠 만에 정상으로 돌아왔대."라며 희망 회로의 말을 건네는 사람이 있는데, 추천하고 싶은 위로의 말은 아니다. 허리디스크로 이미 엄청난 통증이 있는 상태라면 어떤 치료를 받더라도 육체적으로 건강했던 과거로 돌아가는 것은 정말 힘든 일이다. 더욱이 허리디스크 수술까지 한다면 그 가능성은 더욱 줄어든다. 간혹 허리디스크 치료 후 건강한 삶으로 되돌아 간 사람이 주변에 있다고 해도 자기 자신이 그런 행운아가 될 것이란 희망 회로는 회복에 도움 되지 않는다. 조금 더 쉽게 설명하자면, 허리디스크로부터 완벽하게 탈출할 수 있다고 믿는 것은 집 앞 생활체육센터를 다니면서, 전 세계 배드민턴 선수 중 단 3명에게 주어지는 올림픽 메달 주인공이 자신이 될 수 있다고 생각하는 것과 같다. 다시 말해, 허리디스크를 치료하더라도 일상생활과 가벼운 운동을 하는 것에 불편함이 적은 정도이지, 허리디스크를 앓기 전 수준의 건강 상태로 돌아가는 건 극히 드물다는 뜻이다.

이번 생의 모든 운을 한번에 모아서 쓸 정도로 운이 좋아, 허리디스크라는 질병이 잠깐 지나가면 아무런 문제가 없지만, 한순간의 실수로 악화되면 이번 생의 나머지 중 상당 부분을 허리디스크 치료를 위해 허비해야 할 것이다. 나는 허리디스크 질병을 얻은 이후 지금의 회복 상태가 되기 전까지 가족과 함께 마음 편하게 여행 한번 다녀온 적이 없다. 특히, 비행기에 쪼그려 앉아서 몇 시간씩 가야 하는 해외여행은 계획하면서부터 신경성 두통에 시달렸다. 개인적으로 여행은 목적지에서 여유를 만끽할 때보다 가기 전 준비할 때가 가장 행복하다고 생각한다. 하지만 내게는 다른 세상의 얘기였다. 여행 중에 겪을 육체적 고통과 일행들에게 끼칠 민폐를 고민하느라 여행 전부터 정신적으로 너무 힘들었고, 여행 중에는 우려가 현실이 되어 참기 힘들었다. 게다가 여행을 다녀온 후, 악화된 몸 상태로 병원에 다니느라 훨씬 고통스러운 나날을 보냈다. 허리디스크는 생각만 해도 즐거운, '여행'이란 단어도 듣기조차 싫게 만드는 특별한 재주가 있었다.

여행의 시례는 허리디스크가 뺏어간 소중한 내 삶 중 극히 일부분이다. 아침에 눈을 뜨는 순간부터 저녁에 잠들 때까지 육체적·정신적 고통이 몸에서 떠나지 않았다고 생각하면 과연 얼마나 많은 것을 내가 잃었는지 조금은 상상할 수 있을 것이다. 아침에 차라리 눈이 떠지지 않고 영원히 잠들었으면 하는 바람도 있었으니, 허리디스크는 당신이 생각하는 수준보다 확실히 무서운 질병이다. 그렇기에 누구도 인생에서 허리디스크라는 질병을 절대 경험하지 않기를 바라는 마음이 간절하다. 모르는 사람에게 관심을 전할 정도로 오지랖이 태평양처럼 넓다고 생각할 수도 있으나, 나는 지금도 허리를 부여잡고 걷는 사람을 보면 머리 한쪽이 쭈뼛 서면서 허리와 다리에 기분 나쁜 통증(실제 통증은 아니지만)이 느껴질 정도다. 이 글을 쓰고 있는 시점이 허리디스크를 깔끔하게 벗어난 지 자그마치 48개월이나 지났는데도 말이다.

허리디스크는 이런 질병이다. 이렇게 무서운 질병인 줄 몰랐다. 다 나았다고 생각해도 평생 불안한 삶을 살 수도 있다. 어떤 질병도 경험하지 않고는 그 위험성을 알 수 없겠지만,

허리디스크만큼은 절대 경험하지 않기를 진심으로 바란다. 당신이 허리를 부여잡고 길을 걷는 모습, 상상만 해도 내 허리에서 신호가 온다. 나도 이제 부디 트라우마를 벗어나고 싶다.

2 장
섣부른 판단이 가져온 고통

신중하게 고민하지 않고 결정한
허리디스크 수술의 피해.
즉, 상상할 수 없는 고통은
100% 환자 몫이다.

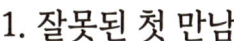

1. 잘못된 첫 만남

키모파파인. 30년도 더 지났건만 허리디스크로 내가 처음으로 한 수술에서 사용한 단어로 아직도 생생하게 기억한다. 이 단어를 쓰는 허리디스크 치료 방법은 '화학적 수핵용해술'이다. 과거 허리디스크 수술을 고려해본 환자라면 한 번쯤 들어봤을 텐데, 참고로 대한정형외과학회 홈페이지에 이와 관련해 기술해둔 내용을 아래에 그대로 옮겨봤다.

이 방법은 팽윤 된 디스크 내로 효소를 집어넣어서 디스크의 알맹이를 이루는 젤과 같은 상태의 수핵을 녹인다. 이에 따라, 팽윤 된 디스크가 줄어들게 되고 신경에 가해지는 압력이 감소하게 된다.

그러나 수술 전에 MRI나 CT를 촬영하여 디스크가 불룩하게 튀어나온 경우에만 이 방법이 효과가 있고, 이미 디스크가 터져 나온 경우에는 효과가 없다. 또한 요통보다는 다리의 통증이 심한 경우, 보존적 치료 방법(약물, 물리치료)이 효과가 없었던 경우, 환자가 수술을 원하지 않는 경우 등에서 유용한 방법이다.

허리의 디스크의 수핵을 녹이는 효소는 파파야로부터 추출한 키모파파인을 사용하는데, 이 효소를 국소 마취하에서 주사기로 디스크 내에 주입하게 된다. 수핵 용해술을 한 후에는 요통이나 근육의 경축이 2~3일 이상 계속될 수 있다.

이 경우에는 약을 처방받아 복용한다. 수술받은 후 적어도 6주 이상은 오랫동안 앉아 있거나, 반복해서 구부리거나 물건을 들어 올리는 일을 피해야 한다. 수핵용해술은 사용하는 효소에 대한 알레르기 반응이 발생할 수 있다. 알레르기 반응은 가벼운 피부 발작이나 가려움증에서부터

> 생명을 위협하는 아나필락시스 반응(호흡 곤란, 쇼크)까지 발생할 수 있다.
> 그러나 아나필락시스의 빈도는 매우 낮고(사망률 0.02%), 수술 전에 환자의 피부에 검사해서 키모파파인에 대한 알레르기 유무를 판정하므로 너무 걱정할 필요는 없다.
> 일반적으로 디스크 절제술이 화학적 수핵용해술보다 효과적이고 안전한 방법으로 입증되어 있으므로, 이 방법은 환자가 수술을 되도록 하고 싶어 하지 않는 경우에 먼저 시도해 볼 만한 방법이라고 하겠다.

위 내용을 보고 얼마나 이해했는지 궁금하다. 나는 지금도 의사들과 얘기할 때면 보험 설명을 듣는 것 같다. 보험약관을 모두 읽고 이해한 다음 계약을 해야 하지만, 이해가 안 된다, 시간이 없다 등 이러저러한 이유로 대충 듣고 계약서에 도장을 찍는다. 첫 번째 수술 결정도 이런 식으로 했다. 너무 고통스러운 나머지 빨리 벗어나고 싶은 마음에 수술의 효과나 부작용 등을 제대로 확인하지 않고, 어떤 결과를 초래할지도 모른 채 '잘못된 선택'을 했다.

처음으로 수술하기 위해 입원했을 당시 내가 의사로부터

들은 내용 중 기억나는 것은 '시술'이란 말과 '키모파파인'으로 수핵을 녹여낸다는 말이 전부다. 최근 전 세계를 혼돈으로 빠트린 코로나바이러스가 아니었다면, 평생 못 들어봤을 '아나필락시스(쇼크)'가 30여 년 전 내가 수술받을 때 사용한 키모파파인이란 효소에 의해 나타날 수도 있다는 것도 지금에서야 알았다.

대충 듣고 계약한 보험처럼 무모한 결정이었지만 어쨌든 수술했고, 일주일만 입원하면 회복된다는 의사(척추질환과 관련해 당시 국내 최고 대학병원의 전문의였다)의 말대로 일주일 정도 입원했다. 그러나 회복은 기대와 달랐다. 이 정도 회복 수준이면 도대체 수술은 왜 한 것인지 의문을 품기에 충분했는데, 의사는 안정을 취하면 나아질 것이라는 말과 함께 혼자 힘으로 걸을 수도 없는 내게 퇴원 절차를 요구했다(나중에 알게 된 사실에 의하면 병실이 부족하다는 이유로 이렇게 한다고들 한다). 선뜻 이해되지 않았지만, 대부분 환자가 그렇듯이 의사의 말을 따를 수밖에 없었다.

집에서 할 수 있는 건 병원에서 준 약을 먹는 것과 누워있는 것 말고는 없었다. 평범한 일상에서 퇴출당한 느낌이었다. 수술 후 회복이 늦어질 수도 있겠다고는 생각했지만, 회복에 대한 희망은 요양 기간이 한 달, 두 달을 넘으면서 절망으로 바뀌었다. 급기야 2년 동안 집에서 입원(?)하는 신세가 됐다. 대학 입학 후 인생의 황금기 같은 2년을 무의미하게 누워서 지낸 것이다. 당시 병문안으로 집을 방문한 대학 동기들의 표정은 하나같이 황당함 그 자체였다. 겉으로 보기에 아픈 곳이 어딘지 알 수 없을 정도로 멀쩡한데, 왜 누워만 있는지 알 길이 없었기 때문이다.

누군가는 이런 상황에 대해 "수술한 병원과 담당 의사에게 항의라도 할 것이지 가만히 있었냐? 아무 말 없이 있었던 환자 잘못도 있는 것 아닌가?"라고 할 수도 있다. 그런데 미안하지만 그런 사람은 평소에 자기 자신이 공감 능력이 떨어지지 않는지 돌이켜 보라고 하고 싶다. 덧붙여 "지금도 의료분쟁은 환자에게 넘을 수 없는 담벼락입니다. 하물며 30년 전에는 어땠을까요?"라고 되묻고 싶다. 게다가 움직일 수 있었다면 모를까 혼자서 걸을 수도 없었고, 병원에 가려면 최소 5시간 전에 나가야 하는 현실에서는 불가능한 일이었다. 어쨌든 이 모든 상황은 허리디스크 수술이 어떤 것인지 제대로 알아보지 않고 너무 쉽게 결정한 결과다. 너무도 확실한 나의

'첫 번째 잘못된 선택'이었다.

　여담으로, 수술 결정 당시 시술이란 단어를 종종 들었는데, 당신은 '시술'과 '수술'의 차이를 알고 있는가? 몇몇 의사에게 이 둘의 차이를 직접적으로 여러 번 물어봤었다. 답변한 의사들의 말을 대략 요약하면, 시술은 칼로 절제하지 않는 방식으로, 빠르면 몇 시간에서 며칠 이내로 정상적인 활동이 가능한 치료다. 반면 수술은 칼로 수술 부위를 절제하는 것으로, 입원해 회복할 때까지 안정을 취하는 것이라 했다. 그런데 내가 경험한 시술과 수술의 차이는, 시술은 의사의 말대로 간단(?)했지만 환자의 비용 부담이 크고, 수술은 복잡(?)하지만 환자의 비용 부담이 적다는 것 외에는 큰 차이가 없었다. 또 몇 번의 허리디스크 시술과 수술을 받은 경험으로 볼 때, 시술과 수술 모두 병원에 입원한 기간도 고통도 비슷했으며, 재발도 100%로 같았다. 한마디로 내게 있어 시술과 수술의 차이는 없었다. 참고로 국립국어원 표준국어대사전에 수술은 의학 용어로 '피부나 점막, 기타의 조직을 의료 기계를 사용하여 자르거나 째거나 조작을 가하여 병을 고치는 일. 환부를 열고 하는 개방 수술과, 환부를 열지 않고 하는 무혈적 수술이 있다.'로 설명되어 있고, 시술은 별도로 설명되어 있지 않다.

이외에 시술이란 단어는 보험설계사가 보험 약관을 설명할 때 가장 많이 들었다. 특히 '간단한'이란 말이 시술 단어 앞에 주로 언급됐다. 물론 간단하다는 단어는 내가 받은 시술로 생각해 볼 때 절대 동의할 수 없는 단어였지만, 보험 세계에서는 '간단한 시술'이 한 단어처럼 쓰이는 것 같다. 또 다른 건, 환자가 수술이란 단어에 부담을 느껴 적절한 치료를 거부하기 때문에 시술이란 단어를 사용한다는 말도 있다. 설득력 있는 말로 들리지는 않지만, 시술(이후 모두 수술로 표기함)을 이렇게 생각하는 사람도 있겠다 싶은 생각이 들기도 한다.

여담이 길었는데, "허리디스크 질병으로 죽도록 고생한 것을 30년 넘게 침묵하고 있다가 갑자기, 누구도 명확하게 정의할 수 없는 수술과 시술의 차이까지 거론하며, 첫 번째 수술이 잘못되었다고 말하는 것은 무슨 의도인가?"라는 생각을 할 수도 있다. 솔직히 말해, 첫 번째 허리디스크 수술을 집도한 의사에게 고마운 마음은 과거나 지금이나 전혀 없다. 한때는 무언가 항의할 방안을 고민한 적도 있다. 그런데 지금은 그런 생각 따위보다 제대로 알아보지도 않고 허리디스크 수술(의사들이 말하는 시술 포함)을 결정하면, 인생에서 얼마나 엄청난 고통을 초래할 수 있는지 제대로 알리고 싶은 마음뿐이다.

이 책을 읽는 독자 중에 혹시라도 허리디스크로 수술을 받고 난 이후 수술받기 이전의 건강한 삶과 똑같은 삶을 살고 있는 분이 있는지 궁금하다. 수술 이전엔 축구가 취미였는데, 수술 이후는 가벼운 등산으로 삶의 기준을 변경해서 만족하는 삶을 말하는 것이 아니다. 허리디스크 수술 이전과 똑같은 건강한 삶을 정말로 살고 있는 분이 있다면, 그분께 정중히 부탁드려서 허리디스크로 고통받는 엄청난 수의 환자를 위해 그분의 건강 노하우를 진심으로 공유하고 싶다. 수술 이전의 건강한 삶으로 돌아갈 수 없다는 '불편한 진실'을 나도 깨고 싶은 것이다.

수술에 대한 고민은 정말 신중해야 한다. '수술 결정'이 얼마나 중요한 결정인지 상기하고자 이 책 뒷부분의 내용 일부를 미리 소개한다.

첫 번째 수술 후, 20여 년 지났을 때 세 번째 수술을 받았다. 하지만 3개월도 채 되지 않은 아주 짧은 기간에 허리디스크 재발 진단을 받았다(통증은 수술 직후부터 있었다). 늘 그래왔듯이 방문한 모든 병원에서 또 다른 수술을 권했다. 심지어 방문한 당일 수술을 권하는 곳도 있었다. 너무 괴로운 나머지 하마터면 수술을 결정할 뻔했지만, 이번만큼은 신중하게 결정하고 싶었다. 그리고 예약 몇 달 만에 찾은 또 다른 대형 병원. 이 병원 의사는 다른 의견을 제시했다. 의사는 수술이 필요할 수도 있으나 지금은 아닌 것 같다며 3개월 후에 다시 오라고 했다. 3개월 후 재방문 시 수술하는 것이냐는 나의 물음에 긍정도 부정의 답변도 없었다(나중에 들은 바에 의하면 네 번째 수술 방법을 적용하기에 내가 너무 젊다는 것이 이유였다). 그나마 신뢰가 가는 좋은 의료기술을 보유한 곳에서 수술받는 것이 가장 효과적인 치료가 될 것이라고 확신하고 있었는데, 수술이 안 된다고 하니 안 그래도 얇아진 삶의 끈을 그 의사가 가위로 싹둑 자른 것 같았다. 당시 그 의사의 진료실을 나올 때 높은 병원 건물의 창문이 곧바로 보이지 않았던 것은 내게 행운이었다. 지금은 그 의사가 내가 만난 의사 중 가장 고마운 분으로 기억되지만, 그 당시 네 번째 수술을 받았다면 진짜 삶을 마감했을 가능성이 크다는 것이 나의 생각이다.

분명히 말하지만, 내가 하는 이야기가 허리디스크 수술을 하지 말라는 뜻으로 받아들이는 오해가 없기를 바란다. 나는 그저 수술에 대한 고민이 정말 신중해야 한다는 것을 말하고 싶은 것이다. 첫 번째 수술이 두 번째, 세 번째 수술을 유발하고, 끝내 수술할 수 없는 몸 상태를 만들 수도 있음을, 나의 경험을 통해 알려주고 싶은 것이다. 허리디스크 수술을 결정할 때 우리가 보험 계약하듯 하면 절대 안 된다. 보험을 계약할 때 약관의 처음부터 끝까지 모두 읽어보고 하는 사람은 없겠지만, 허리디스크 수술은 보험 약관을 모두 읽어보듯이 의사와 함께 수술의 장·단점과 자신에게 정말 꼭 필요한 수술인지를 꼼꼼히 확인해야 한다. 또한 병원 한 곳에만 물어봐서도 안 된다. 평소에도 나와 의견이 다른 사람을 만날 수 있듯, 당신의 허리디스크에 대해 다른 의견을 갖는 의사도 당연히 있다. 이 과정에서 수술을 고민하는 환자가 100% 이해될 때까지 설명하지 않는 의사가 있다면 과감히 패스하기를 바란다. 당신의 나머지 인생이 걸린 문제다.

요즘은 손쉽게 정보를 얻을 수 있는 시대다. 오히려 정보가 너무 많은 나머지 가짜 정보를 걸러야 할 정도다. 그 때문에 진짜 정보를 가려내는 것이 힘들어 정보 찾기를 포기하고 전문가의 말을 따른다고 하는 말도 종종 듣는다. 하지만 어떤 말을 해도, 신중하게 고민하지 않고 결정한 허리디스크 수술의 피해 즉, 상상할 수 없는 고통은 100% 환자 몫이다. 의료사고라는 단어에 희망을 두는 어리석은 생각은 일찌감치 접어라. '증명할 수 있다면'이란 말을 할 수밖에 없는 현실에서 의료사고는 명백히 다른 문제다. 설령 의료사고로 환자가 증명할 수 있다고 해도, 그것이 무슨 의미가 있겠는가? 이미 삶은 망가져 있을 텐데. 그렇기 때문에 고통이 100% 환자 몫이라고 말하는 것이다. 지금 당장 고통스럽다는 이유만으로 허리디스크 수술을 쉽게 결정하면, 이 책에서 말하는 모든 고통(아직 본격적으로 언급하지도 않았다)을 똑같이 경험하게 될 가능성이 매우 높다. 이 사실을 결코 간과해서는 안 된다.

분노, 후회, 미래에 대한 걱정이

쓰나미처럼 밀려왔고

나를 밑바닥까지 끌어내렸다.

2. 정신적 고통의 시작

허리디스크 수술을 받기 위해 처음 수술실로 들어갈 때, 수술이 끝난 후 앉지도 서지도 눕지도 못하는 끔찍한 고통에서 벗어나 다시 건강한 삶으로 되돌아갈 수 있다는 희망이 있었다. 진료와 수술 날짜를 잡기 위해 고통스러운 몸을 이끌고 몇 차례 병원을 오가는 과정이 수술보다 훨씬 더 힘들었지만, 그때마다 지금보다 나아질 수 있다는 희망이 나를 일으켰다. 하지만 첫 번째 수술을 받고 불과 일주일도 채 되지 않아 그 희망은 무참히 깨져버렸다. 그에 더해 걷는 것은 고사하고 몸조차 혼자 돌아누울 수도 없는 상황에서 병실이 부족하다는 이유로 일주일 만에 내쫓기듯 퇴원했다. 회복되지 않은 몸은 집으로 돌아오는 몇 시간 내내 흘린 식은땀으로 상태를 말해주었고, 수술 전에 가졌던 희망이 물거품이 될 수도 있겠다는 생각에 마치 한 줄기 빛조차 없는 터널로 들어가는 듯했다.

허리디스크 수술 후 괜찮아질 것이란 생각은 나만의 착각이었고, 모든 순간, 모든 장소에서 허리 통증, 다리 통증(통증이 심하면 다리가 얇아진다)이 동반됐다. 일요일을 제외한 주6일 물리치료에도 효과는 고사하고 치료 도중에도 통증이 계속됐다. 물리치료는 의사의 처방이 있어서 받을 뿐, 진통제 없이는 아무것도 할 수 없었다. 집 밖으로 나가지 못한 1년여의 기간을 제외하더라도 이런 생활이 무려 10여 년 동안 계속됐다. 수업받을 때, 친구들과 식사할 때, 버스 탈 때 등 모든 순간 행동이 부자연스럽고 독특할 수밖에 없어, 마치 영화 <트루먼 쇼>의 주인공처럼 나의 행동이 주변에 생중계되듯이 모두가 나를 쳐다보는 느낌이었다. 본의 아니게 주변 사람들에게 허리디스크의 위험성을 알리는 전도사(?)가 됐다.

수술 후 집 안에서만 누워 지낸 지 몇 개월, 불과 몇 발짝 되지 않는 화장실조차도 혼자 편하게 다녀올 수 없는 상태에 몸은 지칠 대로 지쳤다. 이미 엎질러진 물이지만 허리디스크 수술이 이런 것이라면 의사는 도대체 왜 이런 수술을 추천했는지, 나는 왜 제대로 알아보지도 않고 이런 수술을 결정했는지, 이제 대학에 갓 들어갔는데 앞으로 평생 이런 몸 상태로 살아야 하는지 등 분노, 후회, 미래에 대한 걱정이 쓰나미처럼 밀려왔다. 그리고 나를 밑바닥까지 끌어내렸다.

허리디스크는 육체적 고통뿐만 아니라 정신적으로도 인성을 서서히 갉아먹었다. 다른 사람의 소리는 아무것도 귀에 들어오지 않았고, 매일 화를 냈다. 절벽 끝에 몰린 삶의 몸부림이라고 변명할 수도 있겠지만, 분명한 것은 이대로 가다가는 극단적인 선택을 할 수도 있겠다는 생각이 끊임없이 들었다. 인간의 3대 욕구 중 하나인 식욕조차도 정신적 고통 앞에 설 자리가 없었는지, 때가 되어도 굳이 먹을 것을 찾지 않았다.

허리디스크는 육체적으로나 정신적으로 서서히 나를 무력하게 했다. 어느 정신과 의사가 끝내 이기지 못한 허리디스크 질병과의 싸움을 책으로 펴낸 글에서도 이와 비슷한 느낌을 받았는데, 나도 허리디스크 앞에 무릎 꿇을 것 같아 정말 두려웠다.

당신을 진정으로
가장 잘 보살필 수 있는 사람은
이 지구상에 오직 당신 자신뿐이다.

3. 들리지 않는 조언, 들리는 조언

> "허리디스크의 원인은 사고, 장시간 앉아서 일하는 직업, 술, 담배, 나쁜 자세, 무거운 물건 들기, 비만 등 매우 다양합니다."

허리디스크 환자가 의사에게 많이 듣는 말이다. 또 수술 후에는 아래와 비슷한 조언을 많이 듣게 된다.

> "허리디스크는 치료 후에도 자세가 안 좋으면 금방 재발할 수 있습니다. 같은 자세로 오래 앉아 있지 말고, 적당한 운동, 특히 허리 근육을 강화할 수 있는 운동을 하시고, 술, 담배는 되도록 줄이시고, 비만은 허리 통증을 악화시키니 체중 조절을 하는 것이 좋습니다. 그리고 치료 잘 받으시고요."

그런데 묻고 싶다. 과연 의사의 말을 새겨듣고, 본인의 잘못된 생활 습관을 깊이 반성해 허리디스크를 개선하는 사람이 몇 명이나 있는지. 나 역시 수도 없이 들었던 말을 적어놓고 보니, 허리디스크에 한정 짓지 않고도 수많은 의사는 환자를 말 잘 듣는 아이, 자기 일은 스스로 척척 하는 성실한 사람으로 생각하는 듯하다. 더 나아가 몇 가지 팁을 알려주면 관련 정보를 책이나 인터넷을 통해 알아보고, 공부하며, 실천하는 모범생으로 바라보는 것 같다. 고맙다고 해야 할지, 그들만의 착각이라고 해야 할지 웃지도 울지도 못할 현실이다. 왜냐하면 안타깝게도 환자들은 의사들이 하는 교과서적인 말을 따르지 않기 때문이다. 그런데도 의사들은 왜 환자들에게 '들리지 않는 조언'을 멈추지 않는 걸까? 언젠가 술자리에서 들은 "의사들이 환자들의 정신을 번쩍 들게 하면 환자가 줄어드니 (그럴 일은 추호도 없겠지만) 따끔하게 이야기하지 않는다."는 음모론이 진실일까?

나는 여기에 대해 개인적인 생각을 곁들여 두 가지 측면으로 정리해봤다.

첫째, 의사들이 허리디스크로 절망적인 고통을 안고 있는 환자들을 진심으로 공감하지 못해서이다. 반박하는 의사도 있겠지만, 나의 경험상 수십 년 동안 허리디스크를 앓으면서 진심 담긴 의사의 공감을 느껴본 적이 없다. 사실 나는 의사가 고통스럽지 않게 만들어줄 것이라는 믿음이 너무도 강한 나머지 오랜 기간 그들을 짝사랑했다. 심지어 삶의 마지막 순간이 될 뻔했던 순간에도 의사의 소매를 잡고 수술을 부탁했으니, 나의 마음을 낱낱이 들추지 않아도 내가 얼마나 의사에 대한 신뢰가 강했는지 알 수 있다. "그런데 만일 의사와 환자의 관계가 아닌 다른 경우라면, 수십 년간 빈말을 한 사람에게 그것도 어마어마한 돈까지 지불하면서 신봉에 가까운 믿음을 가질 수 있을까?"라고 묻는다면, 100이면 100 'NO'라고 할 것이다. 하지만 나 스스로 허리디스크를 낫게 한다는 것은 절대 불가능하고, 오로지 의사만이 치료할 수 있다는 확신이 나를 그렇게 만들었다. 또 그 믿음에 대한 관계는 일방통행이었다. 이유인 즉, 나의 간절함은 의사에게 있어서는 바닷물에 떨어뜨린 한 방울의 잉크에 지니지 않았기 때문이다. 내가 수없이 떨어뜨린 믿음이라는 잉크는 나의 귀한 혈액과도 같았는데 말이다. 그렇기에 나는 "내 허리를 맡긴 여러 의사와 나 사이에 공감이 있었나?" 하고 의문을 품게 되는 것이다. 앞서도 말했듯 이것이 나처럼 허리디스크를 앓는 사람에게만 해당하는 상황은 아니라 생각한다. 애덤 그랜트의 저서 『GIVE and TAKE(기브 앤 테이크)』에도 유사한 사례가 있어 일부를 옮겨본다.

> 의료진은 항상 자기 환자들이 겪는 고통을 훨씬 낮춰서 생각한다는 증거가 있다. 의료진이 직접 고통을 겪지 않는 한 환자가 어떤 상태에 있는지 완전히 이해하기란 불가능하다.
> 샌프란시스코의 한 병원에 환자를 몹시 걱정하는 존경받는 종양학과 전문의가 있다. 그 병원에 전이성 암을 앓는 어느 나이 많은 환자가 있었는데, 그 종양학과 전문의는 정확한 진단을 내려 환자의 생명을 연장시키겠다는 생각에 척추천자(뇌척수액 채취)를 실시하기로 했다.

"그 환자는 이제 예전처럼 정신이 맑지 못합니다. 뇌에 종기가 생겼거나 뇌막염에 걸렸을지도 모릅니다. 그건 치료할 수 있어요."

마침 당직 중이던 신경과 전문의 로버트 버튼(Robert Burton)은 고개를 갸웃했다. 치료 전망이 어두운 환자에게 극도로 고통스러운 척추천자를 실시하는 게 의아했기 때문이다. 그러나 종양학과 전문의는 아직 포기할 마음이 없었다. 버튼이 척추천자 장비를 가지고 환자에게 다가가자 환자의 가족이 막아서며 더는 환자를 괴롭히지 말라고 말했다. 너무 쇠약해져 말할 기운조차 없는 환자를 괴롭히지 말라고 말했다. 너무 쇠약해져 말할 기운조차 없는 불치병 말기 환자는 척추천자를 거부한다는 뜻으로 간신히 고개만 끄덕였다.

버튼은 종양학과 전문의를 호출해 환자의 가족이 척추천자에 반대한다고 설명했다. 종양학과 전문의는 물러서지 않았다. 마지막에는 환자의 부인이 버튼의 팔에 매달려 종양학과 전문의의 척추천자 계획을 말려달라고 애원했다.

"그건 우리가 원하는 게 아니에요."

종양학과 전문의는 여전히 환자를 구해내겠다는 결정을 굽히지 않았다. 그는 왜 척추천자를 꼭 해야 하는지 열심히 설명했고 환자와 가족은 끝내 항복하고 말았다. 버튼은 의사에게도 어렵고 환자에게는 대단히 고통스러운 척추천자를 시행했다. 환자는 엄청난 두통을 겪다가 의식불명에 빠졌고 사흘 후 암으로 사망했다. 종양학과 전문의는 자기 분야에서 매우 뛰어난 전문가였지만, 버튼은 그를 "자기가 '선한 행동'이라고 믿는 것을 무비판적으로 받아들이는 것의 위험성을 가르쳐준 사람"으로 기억한다고 했다. "환자에게 물어보고 귀 기울여 듣지 않으면 무엇이 선한 행동인지 제대로 알 수 없습니다."

내 경우를 보는 것 같아 수없이 읽고, 나를 진료한 의사들을 떠올려봤다. 그리고 그들이 '인식의 공백(The Perspective Gap)'이 매우 큰 사람이라는 생각을 지울 수 없었다. "나를 치료한 의사 중 내가 겪은 허리디스크 고통의 1/100만큼이라도 고통을 겪거나, 또는 그 고통을 이해하려고 한 사람이 과연 있었을까?"라는 의문이 떠나지 않았다.

둘째, '의사와 환자의 합작품'이다. 의사들은 교과서처럼 말하고, 환자는 교과서를 무시하는 데서 오는 문제라는 의미다. 나 역시 허리디스크로 병원을 방문해 치료받을 당시,

담당 의사들이 내게 했던 말 대부분이 교과서 수준이었다. "자세를 똑바로 하셔야 합니다.", "의자에 앉을 때는 허리를 등받이에 붙이고 앉으세요.", "무거운 물건을 들어 올릴 때는 되도록 허리에 부담을 주지 않도록 하세요." 등 굳이 말하지 않아도 허리디스크 환자라면 충분히 알고 있는 내용을 연거푸 이야기했다. 마치 "빨간불에는 멈추고, 초록불에 건너세요."라고 말하는 것 같았다. 틀린 말은 아니었지만, 현실적으로 도움 되는 조언은 아니었다. 하루에도 적게는 수십 명, 많게는 수백 명의 환자에게 똑같은 말을 반복해야 하니 영혼 없이 읊을 법도 하다. 환자들 역시 의사들의 교과서 같은 말에 귀 기울이지 않는다. 비슷한 말을 들을 줄 알면서도 병원을 찾는 것은 당장의 고통스러움을 잠시나마 덜기 위해서다. 그저 수술이 필요하다거나, 칼을 대지 않고 치료할 수 있는 새로운 시술법이 나왔다는 소식에 관심 가질 뿐이다.

이 같은 현상은 우리의 학창 시절 모습과 제법 닮아 있다. 혹자는 공부 잘하는 비결을 "교과서 중심으로 공부했어요."라고 고백하지만, 많은 학생이 문제집 문제 풀이에 의존하는 경향이 크다. 즉, 교과서를 등한시한다. 이에 선생님들도 특별한 반응을 보이지 않는다. 다시 말해, 의사들의 들리지 않는 조언은 교과서이고, 환자들은 교과서 같은 의사의 올바른 조언보다 빠르게 효과를 볼 수 있는 문제집 같은 치료법에 끌리고 열광한다. 이런 환자들의 성향을 잘 아는 몇몇 의사는 올바른 방향을 제시하기보다, 환자들이 솔깃할 법한 문제집 같은 치료법을 권한다. 그런데 학창 시절을 떠올려보면 문제집에 의존한 학생은 시험이 끝나면 공부한 내용을 기억하지 못한다. 학습한 것을 자기 것으로 만들지 못한 것이다. 내가 허리디스크 수술을 세 번이나 한 주요 원인도 이와 비슷하다. 허리디스크가 왜 발병되었는지, 어떻게 해야 재발을 방지할 수 있을지 깊이 생각하지 않고 당장의 통증을 해결하는 데만 급급했던 것이다. 교과서를 밀쳐두고 문제집만 찾은 나였다.

학업의 기본이 교과서에 있는 것처럼, 나는 의사들의 조언이 교과서처럼 들리더라도 이에 충실하면 허리디스크 외에도 여러 질병을 걱정하지 않아도 된다고 굳게 믿는다. 이는 허리디스크 수술 후 의사가 일러준 교과서적인 방식을 무시하고, 잘못된 생활 습관을 유지한 환자가 얼마 지나지 않아 재수술하는 경우를 보면, 교과서적인 방법이 얼마나 중요한지 새삼 느낄 수 있다.

의사들의 들리지 않는 조언은 의사와 환자 모두에게 원인이 있다고 본다. 누구에게 더 큰 책임이 있다고 볼 수도 없다. 남 탓하는 습관은 일상에서도 그렇지만 질병 치료에서도 도움 되는 경우를 본 적이 없다. 게다가, 의사들의 들리지 않는 조언으로 피해 보는 사람은 누구일까? 어리석은 질문이지만 100% 환자다. 그럼, 당신이 허리디스크 환자라면 어떻게 하는 것이 당신에게 유리할까? 의사들의 공감 부족에서 비롯된 인식의 공백을 개선하고, 환자인 당신에게 더 많은 관심을 쏟을 수 있게 의사를 바꾸겠는가? 아니면 당신 자신을 바꿔서 들리지 않는 조언을 '들리는 조언'으로 만들겠는가? 어느 쪽이 더 쉬울까?

허리디스크가 일상생활에 피해를 줄 정도로 상당한 통증을 느끼는 환자는 절체절명의 상황이다. 제대로 관리하지 않으면 삶을 포기할 수 있을 정도로 악화될 수도 있고, 제대로 관리가 된다고 해도 환자 본인이 생활했던 건강했던 과거로 온전히 되돌아갈 수 없는 무서운 질병이다. 하루빨리 들리지 않는 조언을 들리는 조언으로 환자 스스로 바꿔야 한다. 간혹 '의사가 하는 일이 환자를 치료하는 것이 아닌가?' 하며 의사에게 책임을 돌리려 하는 사람이 있는데, 의사는 허리디스크 환자에게 들리는 조언을 해야만 하는 의무가 있는 사람이 아니다. 의사의 조언이 교과서 같다고 불평불만만 하지 말고 그 조언을 새겨듣고, 허리디스크 고통에서 벗어날 방안을 스스로 고민해야 한다. 책뿐만 아니라 주위에서 얻을 수 있는 모든 정보와 씨름도 해야 한다.

내가 허리디스크로 죽도록 고생하던 27년 동안 가장 부족했던 것이 바로 이것이다. 들리지 않는 조언을 들리는 조언으로 바꾸지 못했다. 이러한 이유로 병원을 밥 먹듯이 다니고, 수술을 세 번이나 했지만, 의미 있는 효과는 없었다. 지금은 허리 때문에 병원에 방문하지는 않지만, 정기적인 건강 검진을 비롯해 의사를 면담하는 상황이 되면 의사가 하는 얘기를 집중해서 듣는다. 의학적 설명뿐만 아니라 의사가 표정으로 전하는 것까지도 놓치지 않기 위해 초집중한다. 그러면 나의 건강을 위해 무엇을 해야 하는지, 어떤 습관을 지녀야 하는지 좀 더 명확히 파악할 수 있다. 이렇게 하면 당장의 건강은 물론 미래의 건강도 덤으로 얻을 수 있고, 보너스 같은 특별한 경험도 하게 되리라 확신한다.

'모두를 편애하라.'라는 말이 있다. '모두에게 같지만 다르게 대우하라.'는 뜻이 숨어 있는 문장이다. 환자가 의사의 평범한 얘기를 틀에 박힌 얘기라고 치부할 수 있지만, 들리는 조언으로 자기를 깨우치면, 의사의 틀에 박힌 얘기가 나를 위해 특별히 신경 써서 준비한 얘기로 들린다. 이쯤 되면 당연히 의사에 대한 신뢰도 커져서 자신의 건강에 대한 요점을 명확히 질문하게 되고, 내게 특화된 건강 상담을 받는 효과가 생긴다. 의사의 진료 시간이 너무 짧다고 불평하지 말고, 핵심 답변을 들을 수 있는 핵심 질문을 고민하면, 의사를 면담할 때마다 환자인 당신을 편애하는 의사를 발견하게 될 것이다. 당연히 지금보다 건강해진 삶은 덤이다. 따로 돈이 들어가는 것도 아니니 꼭 해보기를 권한다. 허리디스크 환자인 당신을 진정으로 가장 잘 보살필 수 있는 사람은 이 지구상에 오직 당신 자기 자신뿐이므로.

환자의 '회복 의지'는
환자 자신뿐 아니라 환자를 걱정하는
모든 구성원에게 베풀 수 있는
환자의 값진 선물이다.

4. 환자가 베푸는 값진 선물

"아픈 사람이 제일 고생이지."

허리디스크를 앓을 때 가장 많이 듣던 말 중 하나다. 워낙 오랜 세월 허리디스크로 고생한 탓도 있지만, 24시간 통증으로 내 얼굴에 고통이 고스란히 드러나 상대방 입장에서 별다른 말이 생각나지 않아 위로 차 건넨 한마디일 것이다. 나는 개인적으로 "환자가 제일 고생"이라는 말에 의문이 생긴다.

그 이유는 종합병원 로비에 있다. 종합병원 로비에는 수많은 사람이 오간다. 얼핏 보기엔 대부분 환자와 의료진인 것 같지만, 유심히 들여다보면 환자보다 보호자 수가 더 많다. 나 역시 수술 전에 어머님과 형님이 동행했고, 수술 후에는 어머님이 병간호를 위해 함께 했다. 병원에 환자보다 보호자가 더 많은 이유다.

당신은 위중한 환자의 병간호를 해본 경험이 있는가? 그것도 24시간씩, 여러 날. 다행히 내겐 아직 그런 일이 없지만, 나로 인해 가족들에게 그 짐을 지게 했다. 특히 허리디스크 수술 후에는 제대로 걸을 수도, 돌아누울 수도 없어, 내 곁을 지키던 어머님이 매우 힘들어한 기억이 생생하다. 자식 된 도리로 부모를 힘들게 하는 게 마음이 쓰여 미안함을 전할 때마다 어머님도 "아픈 사람이 제일 고생이지." 하며 나를 더 챙겼다.

그런데 돌이켜보면 허리디스크가 생긴 것도, 허리디스크가 악화돼 서지도, 걷지도, 눕지도 못하게 된 것도 내 부주의다. 게다가 허리디스크에 대해 제대로 공부하지 않고, 병원에서 완치시켜줄 것이라 굳게 믿고 수술을 결정해 첫 수술 후 무려 27년 동안 허송세월 보내게 된 것도 내 불찰이다. 어찌 보면 나의 고생은 내가 사서 했다고도 할 수 있다. 즉, 나를 돌보느라 고생한 어머님은 티끌만큼의 잘못도 없는데, 가족이라는 이유만으로 오랜 병원 생활을 해야 했다. 물론 "가족이니까."라고 할 수 있지만, 이 말은 어머니가 해주면 고마운 것이지, 의무는 아니다.

그래도 가족이라는 책임을 묻는다면, 다른 예를 들어보자. 가령, 당신의 직장 동료가 개인적인 문제로 무려 27년 동안 자리를 비워, 그 직원의 업무를 대신 해야 하는 상황이라면 어떨까? 과연 "문제 있는 사람이 제일 고생이지."라고 위로하며, 아무렇지 않게 그 일을 도맡아 할 수 있을까?

나는 허리디스크 환자로 인해 가족이 떠안는 고통을 환자도 분명히 알아야 한다고 생각한다. 신체적 고통이야 괴롭고 안타까운 상황인 것은 맞지만, 본인으로 인해 힘겨워하는 가족을 돌아보는 마음이 있어야 한다. 가족은 집에 허리디스크 환자가 생겨 하루아침에 심각한 걱정이 늘게 됐다. 그러므로 당신 가족은 당신에게 허리디스크가 생기기 전과 얼굴빛이 같을 수 없다. 미묘하더라도 차이가 있다. 또 외출하면서

마냥 즐겁게 집을 나서는지, 여행 전의 설렘을 여전히 똑같이 느끼는지 살펴봐라. 내가 제시한 여러 상황 중 단 하나라도 "달라진 게 없다."라고 대답한다면, 당신은 가족에 대한 관심이 부족하다고 스스로 인정하는 것이나 마찬가지다.

가족의 고통은 거기서 그치지 않는다. 허리디스크 환자는 일상생활을 자유롭게 할 수 없어, 경제 활동에도 제약이 생긴다. 외벌이든 맞벌이든 그동안 유지하고 있던 통장 잔고가 급격히 줄어든다. 치료받느라 지출이 늘고 생활이 궁핍해진다. 혹여 자녀가 학생이거나, 상대적으로 지출이 많은 시기라면 궁핍해지는 속도는 더 빨라진다. 그렇게 허리디스크 환자와 그의 가족의 미래를 갉아먹는다. 더 힘겹게 만드는 것은 허리디스크 환자가 겉으로는 멀쩡해 보인다는 사실이다. 사지 멀쩡한 사람이 아무것도 할 수 없으니 환자 당사자도, 지켜보는 가족 입장에서도 억울한 심정을 말로 이루 다 할 수 없다. 이는 허리디스크 환자에게만 해당하는 사항이 아니다. 어떠한 질병이든 가족 중 위중한 환자가 있다면, 가족은 매 순간 환자의 눈치를 보고 그게 무엇이든 함께 짐을 져야 한다. 환자가 그러지 말라고 해도 그렇게 할 수 없는 게 가족의 마음이다.

환자는 "우리는 가족이니 고통은 함께 극복하는 것이 당연해."가 아닌, "미안해. 하루빨리 회복할 수 있도록 내가 더 노력할게."라고 해야 한다. 당연히 환자도 가족에게 불편함을 끼친 존재가 된 것 같아 마음이 편하지는 않다. 그렇다고 환자가 아무것도 할 수 없는 것은 아니다. 환자 스스로 질병과 싸워 이기고자 하는 '회복 의지'만 가져도 가족에게는 큰 희망이 되고, 웃게 만든다.

24시간 이어지는 통증으로 틈만 나면 쉬고 싶은 나머지 허리디스크 관리에 도움 되는 정보를 찾고, 찾은 정보를 실행으로 옮기는 것은 꿈도 못 꿀 일이라 할 수 있다. 나도 경험자이기에 100% 이해하는 부분이다. 그래도 한 걸음만 떼길 바란다. '천 리 길도 한 걸음부터'라고 하지 않는가. 특히 서둘러 치료하려는 욕심에 수술만 세 번 한 나로서는 이 속담을 철저히 지켰으면 한다. 의사들이 허리디스크 원인으로 꼽은 나쁜 자세, 비만, 음주 등 잘못된 습관을 고치기보다 수술을 선택했던 나였다. 안일했고, 수술 후 재발은 당연한 결과였다. 여러 의사의 진료를 통해 허리가 매우 심각한 상태임을 확인한 순간 절망적이었지만, 나는 그때부터 다시 시작했다. 돌잡이 아이가 걸음마 한다는 생각으로, 허리디스크 질병과 제대로 싸워보겠다고 다짐했다. 강력한 회복 의지로 관련 정보와 도서를 찾아보고, 실천도 했다.

결과는 대성공이었다. 허리디스크를 완전히 떨쳐내지는 못했지만, 한결 밝아진 나의 얼굴에 가족들도 덩달아 얼굴빛이 환해졌다. 그동안 본의 아니게 가족 모두에게 주었던 불편함들을 서서히 거둬들이면서 집에도 생기가 돌았다. 환자도 얼마든지 고생하는 가족과 주변 사람에게 선물을 줄 수 있다는 확신이 들었다. 선물은 받을 때보다 줄 때가 더 행복한 법인데, 오랜만에 그 감동을 누렸다.

가족 중에 허리디스크 환자가 있다면, 집안 분위기가 일반 가정과 똑같을 수는 없다. 가족 모두 환자에게 초점을 맞춰 생활하는 불편함을 감수하면서도, 가족이니까 당연한 것으로 생각할 수도 있다. 그러나 오랜 기간 허리디스크를 앓으며 얻은 교훈 중 하나는 "환자인 내가 가장 고생이다."라는 말은 적어도 환자가 할 말은 아니라는 것이다. 허리디스크로 인한 고생은 가족뿐만 아니라 주변 모두가 함께하는 것이기 때문이다.

이러한 점에서 환자의 회복 의지는 환자 자신뿐 아니라 환자를 걱정하는 모든 구성원에게 베풀 수 있는 환자의 값진 선물이다.

성찰은 자기를 돌아보고
무엇이 잘못된 것인지
판단할 수 있는 능력을 준다.

5. 회복 의지와 성찰이 만났을 때

　우리는 부정적 환경이나 어떤 질병에서 벗어나려고 노력하는 사람에게 강한 '회복 의지'를 가졌다고 한다. 나도 허리디스크로 고통받을 당시 회복 의지를 갖고, 무던히 애썼다. 의사를 포함한 주변 사람들이 허리에 좋다고 하는 수술(시술), 운동, 식품 섭취 등 안 한 것 빼고 다 해봤다. 그런데도 통증이 나아지기는커녕 점점 더 악화돼 세 번의 수술을 하고도 재발했다. 이에 나의 회복 의지는 바닥까지 떨어졌고, 급기야

땅을 뚫고 내려가 절망밖에 없는 지하까지 다다랐다. '허리디스크에 좋다는 건 다 찾아서 하고 있는데, 도대체 무엇이 잘못된 것일까?'라는 생각이 들지 않을 수 없었다. 또 이 의문은 꼬리에 꼬리를 물어 나를 쉴 새 없이 괴롭혔다. 내가 선택한 방식이 잘못된 것임은 분명한데, 도무지 원인을 알 수 없었다.

여기서 질문 하나 하겠다. "당신은 건강을 위해 '좋은 것을 하는 것'과 '좋지 않은 것을 하지 않는 것' 중 무엇이 도움이 된다고 생각하는가?" 나는 개인적으로 좋지 않은 것을 피하는 것이 더 중요하다고 확신한다.

예를 들어 아무리 운동을 열심히 해도, 술과 담배를 끊어내지 못하면 건강할 수 있을까? 제아무리 몸에 좋은 음식을 찾아 먹는다고 해도, 과식과 야식을 먹는 식습관을 고치지 못한다면 건강을 유지할 수 있을까?

허리디스크도 마찬가지다. 뛰어난 의사에게 획기적인 방법으로 수술받았더라도, 수술 후 허리에 안 좋은 생활 습관을 그대로 이어간다면 허리디스크 재발은 피할 수 없는 운명이다. 만일 지금까지 허리디스크에서 벗어나기 위해 좋은 것을 하는 것에 초점을 맞췄다면, 이제는 좋지 않은 것을 하지 않는 것으로 방향을 바꾸길 바란다.

그런데 문제는 안 좋은 것을 하지 않는 것이 의지의 문제가 아니라는 점이다. '의지'란 '어떠한 일을 이루고자 하는 마음'이라는 의미도 있지만, '선택이나 행위의 결정에 대한 내적이고 개인적인 역량'이라는 뜻도 가진 것을 안다면 이해가 빠르다.

가령, 휴대폰을 많이 봐 눈이 나빠져 병원 신세를 지게 되었다. 그런데 그 사람이 본인 의지만으로 휴대폰 보는 것을 그만둘 수 있을까? 병원에서 치료받는 동안 어쩔 수 없이 휴대폰을 보지 않았더라도, 병원을 나오자마자 휴대폰을 봐야 하는 상황이 생길 수밖에 없다. 또 조만간 더 나빠진 눈으로 병원을 찾는 것은 불을 보듯 뻔하다. 스스로 휴대폰을 보려는 의지를 선택했기 때문이다. 이렇듯 의지는 종종 이런 오류를 낳는다.

만일 눈을 더 나쁘게 하지 않기 위해 휴대폰을 그만 보려면 나빠진 눈으로 얼마나 고생했는지, 병원 신세로 얼마나 많은 시간과 비용을 낭비했는지를 떠올려야한다. 또 제대로 관리하지 않으면 병원을 찾는 일이 이번 한 번으로 끝나는 것이 아니라, 여러 차례 될 수 있고, 정상적인 삶을 못 하게 될 수도 있다고도 예측할 수 있어야 한다. 그래야만 휴대폰을 들여다보는 행위를 스스로 조절할 수 있게 된다. 물론 꾸준한 연습이 있어야 한다. 이는 건강에 도움 되는 좋은 것을 하는 의지를 넘어선, 좋지 않은 것을 하지 않는 '성찰'이다. 그리고 이 성찰은 아무리 애써도 풀리지 않았던 건강 문제를 해결해 준다.

허리디스크 환자가 수술받게 되면 과거 건강했던 모습으로 돌아갈 수 없다고 확신한다. 100%냐고 묻는다면, "지금의 상황으로서는 그렇다."라고 답할 수밖에 없다. 모호한 대답이라, 노력하면 다시 건강해질 수 있다는 뜻이냐고 되물으면 나의 답은 "YES."다. 단, 허리디스크 수술 후 재활 기간 동안 조건이 완벽해야 한다. 허리디스크 질병에 대한 완벽한 이해, 충분한 재활 기간, 최적의 재활 프로그램, 최고의 재활 운동 코치, 풍족한 경제력, 정신적 스트레스 해소를 위한 훌륭한 정신건강 전문가 그리고 가족과 주변인들의 친절한 배려 등이다. 세상에는 우리가 이해할 수 없는 불가사의한 일이 간혹 일어나곤 하지만, 일반적으로 앞에 나열한 조건이 평범하다고 생각하는 사람은 아무도 없을 것이다.

나의 경우는 열거한 조건 중 어느 한 가지도 갖추지 못했다. 스스로 갖출 수 있는 허리디스크에 대한 이해조차도 없었으니, 27년간 끔찍한 고통에 시달려야 했다. 그런데 성찰을 통해 고통에서 벗어날 수 있었다. 만일 성찰의 과정이 없었다면 지금까지도 괴로움을 호소하며, 불평불만투성이의 나날을 보내고 있으리라 확신한다.

이 책을 읽고 있는 그 누구도 내가 이야기한 조건을 모두 갖출 수 없을 것이다. 그렇기에 나는 허리디스크로부터 탈출하려면 반드시 성찰을 시작하라고 조언한다.

나는 세 번의 수술을 하는 동안 회복 의지가 없었던 적이 없다. 수술 전에는 반드시 몸을 회복해서 정상적인 생활로 돌아가겠노라고 다짐했고, 수술 후에는 담당 의사의 조언을 철저하게 따르며 재활치료를 받았다. 그런데도 허리디스크는 야속하게도 매번 재발했다.

네 번째 수술을 앞두고는 내 인생의 마지막 수술이자, 완치하겠다는 심정으로 고통스럽지만 지친 몸과 마음을 이끌고 병원을 찾았다. 거기까지가 내 의지의 한계였다. 나의 의지만으로 안 되는 것이 있음을 깨달은 것이다. 그에 더해 의지는 '근거 없는 희망'도 안겨주는데, 그 앞에서 좌절했다.

근거 없는 희망이란, 수술 후 과거와 같이 건강하게 생활할 수 있으리라는 믿음이다. 이는 너무 고통스러운 나머지 수술 결과에 대한 환상과 자유자재로 움직일 수 있었던 과거 삶에 대한 동경이 만들어낸 합작품이다. 나의 경험도 그러하거니와 단 한번도 완치한 사람을 본 적 없음에도 자기만큼은 가능하리라 확신한다. 단지 '일상 생활하기에 불편함이 없다.' 정도로 삶의 질을 조금 낮게 설정한 경우는 있었지만, 말끔하게 나은 사람을 보지는 못했다. 그러니 허리디스크 고통으로부터 하루빨리 벗어나고 싶은 사람은 근거 없는 희망을 되도록 빨리 깨는 것이 좋다. 아까운 시간만 빼앗고, 마치 헤어 나올 수 없는 소용돌이에 빠진 것처럼 허리디스크로 인한 고통에 더 오랫동안 머물게 하기 때문이다.

결론적으로 허리디스크 환자는 지금까지 허리디스크를 유

발하고, 악화시켰던 모든 습관을 되돌아보고, 찾아내는 성찰의 시간을 가져야 한다. 그리고 잘못된 부분을 고쳐야만 허리디스크 고통에서 벗어나는 첫 번째 계단을 밟을 수 있다.

내가 직접 목격한 상황을 예로 들어보겠다. 언젠가 허리디스크로 수시로 병원을 드나들던 지인의 집을 방문한 적 있다. 그 집에 들어서는 순간, 지인이 왜 허리디스크를 안고 사는지 금세 알아볼 수 있었다. 집 안에는 언제나 손만 뻗으면 닿을 수 있는 곳에 간식이 수북이 쌓여있었다. 지인은 식사한 지 얼마 되지 않았음에도 과일, 과자, 탄산음료로 배를 더 채웠다. 건강한 사람도 문제가 될 법한 습관인데, 허리디스크 환자에게는 두말할 필요가 없었다. 그러면서도 지인은 "운동도 열심히 하는데, 왜 허리가 계속 아픈지 모르겠다."며 하소연했다.

앞서 말했듯, 아무리 건강에 좋다는 것을 찾아서 해도 건강을 해치는 행동을 계속하면 득보다 실이 많다. 혹, 운이 좋아 한번의 허리디스크 수술로 눈에 띄게 상태가 좋아졌다 하더라도, 잘못된 습관을 바꾸지 않는다면 어김없이 재발한다.

이러한 이유로 성찰이 필요하다. 성찰은 자기를 돌아보고 무엇이 잘못된 것인지 판단할 수 있는 능력을 준다. 또한 좋은 것을 하는 것보다 좋지 않은 것을 멈추게 하는 능력도 있다. 건강해지기 위한 회복 의지도 성찰을 통해 100배, 1,000배 강력해질 수 있다.

나는 네 번째 허리디스크 수술을 받기 위해 병원을 방문했다가 운 좋은 퇴짜를 맞았다. 네 번째 수술(잦은 수술로 인해 내게 적합한 수술이 매우 한정적이었다)을 받기에는 젊은 나이라는 이유로 맞은 퇴짜지만, 그를 통해 성찰의 참맛을 보았다. 마지막 희망이었던 수술이 거부되고, 삶의 벼랑 끝에서 성찰했다. 그리고 드디어, 처음부터 다시 시작했다.

질병이 낫는다면 의사의 공이고,

낫지 않는다면

내 탓임을 깨달아야 한다.

6. 병원 생활로 깨달은 본질

자기 성찰도 없이 근거 없는 희망에 기댄 나는 병원으로 출·퇴근했다. 병원에서 내 건강을 되돌려줄 것이라 굳게 믿었고, 모든 것을 의사에게 맡겼다. 월요일부터 토요일까지 거의 매일 병원으로 출석하다 보니, 어떤 날은 진료 의자에 앉기도 전에 의사가 "오늘은 어때요?"라고 물어왔다. 그리고 "큰 차이 없습니다."라고 내가 대답하면, "물리치료실로 가세요."가 끝이었다. 심지어 환자가 많은 날은 간호사가 물리치료실부터 다녀오라고 했다. 지금 생각하면 황당하기 그지없다. 물리치료도 엄연히 치료 행위인데 의사의 정확한 처방도 없이 했으니 말이다.

여러 병원을 이직(?)하며 이런 생활을 거의 27년을 했다. 허리디스크 통증에 별다른 차도가 없었는데도, 내게 병원은 해가 뜨면 출근하는 직장과도 같았다. 그때가 인생의 황금기와도 같은 20대~40대 중후반이었다. 그런데도 무엇이 잘못됐는지 고민조차 하지 않았다. 아니, 의사에게 무엇이 문제인지 질문하는 것이 금기사항이라도 되는 양, 의사에게도 방법이 없다면 나도 어쩔 수 없다고 여겼다. 이보다 바보 같을 수 있을까. 그토록 오래 치료받았는데 왜 차도가 없는 것인지, 앞으로 나을 수는 있는 것인지, 환자로서 충분히 물어보고 나의 요구사항을 전달할 수도 있었을 텐데, 그러지 않았다. 내가 병원을 찾는 본질은 허리디스크로부터 탈출하는 것이었는데도 말이다.

허리디스크로 고통스러운 것도 나이고, 나를 잘 아는 사람도 나임에도 모든 것을 의사에게 맡긴 나를 떠올릴 때마다 후회가 밀려와 가슴을 짓누른다. 이 사실을 조금 더 빨리 깨달았다면 어땠을까.

정확한 대답을 얻으려면, 정확한 질문을 해야 한다. 그런데 그 힘을 기르려면 지식을 쌓아야 한다. '책 속에 길이 있다.'는 속담처럼 많은 사람이 책을 통해 지식을 쌓는다고 한다. 만일 하루에 30분 동안 독서한다면, 10페이지를 읽을 수 있다. 1년이면 3,650페이지고, 180페이지의 20권 분량이 된다. 10년 동안 읽었다면 200권, 27년이면 540권을 읽을 수 있다는 계산이 나온다.

내가 이런 방식으로 허리디스크와 관련한 책을 읽었다면, 의사에게 정확한 질문을 하고도 남는 수준에 다다랐을 것이다. 수십 년의 시간이 주어졌음에도 그러지 못한 나 자신이 너무 안타깝다.

비단 허리디스크에만 해당하는 사안이 아니다. 어떤 질병이든 의사만을 믿고 있는 것은 그리 추천할만한 것이 안 된다. 나의 몸을 맡길 의사의 의중, 다시 말해 치료 방법을 명확하게 파악하기 위해서라도 내가 앓고 있는 질병에 대한 최소한의 지식을 쌓아야 한다. 그리고 질병이 낫는다면 의사의 공이고, 낫지 않는다면 내 탓임을 깨달아야 한다. 왜냐하면 의사는 최선의 치료법을 택했을 것이고, 호전되지 않는다면 내가 질병에 대한 지식이 부족한 것이기 때문이다.

한 어떤 주식 전문가가 "주식 초보자는 주식 투자를 하기 전에 반드시 열심히 공부해서 좋은 종목을 선정하세요. 그리고 여러분이 선정한 종목을 주식 전문가에게 어떤 방식으로 종목을 선정했고, 그 종목이 제대로 선정한 종목인지 물어보세요. 이 행동을 반복하면 좋은 주식을 보는 눈이 생길 것이고, 자연스레 주식 전문가가 될 겁니다."라고 말했다. 전적으로 동의한다. 자기가 가진 질병에 대해 연구하고, 의사에게 정확한 질문을 하면 좋은 결과가 따라오는 것도 같은 원리다.

영화 <로렌조 오일>에서도 아들 로렌조의 희귀 질환을 치료하기 위해, 부모가 직접 엄청난 학습을 한다. 그리고 끝내 아들의 희귀 질환 악화를 늦출 수 있는 물질을 발견한다.

주식 전문가나 로렌조의 부모 모두 처음부터 지식을 갖고 있던 천재가 아니다. 진심으로 원하는 것을 위해 꾸준히 노력한 평범한 사람들이다. 그러니 한 발을 떼면 된다.

내 경우, 병원에 출·퇴근하면서 만난 의사 중 단 한 명도 빠짐없이 올바른 자세를 언급했다. 그러나 내게 맞는 자세를 명확하게 설명해준 의사는 없었다. 또, 허리디스크를 벗어나는 과정에서 터득한 경험으로 미뤄볼 때 올바른 자세가 아닌 것도 있었다. 덕분에(?) 나는 나에게 맞는 올바른 자세에 대해 깊은 고민을 했다. 그리고 일종의 임상처럼 나 자신에게 몇 가지 자세를 적용해봤다. 기대 이상으로 효과는 매우 좋았고, 병원 방문 시 의사와 자세에 대해 상의했다. 명쾌한 답변을 듣지 못했지만, 전에 없던 내 질문으로 진료 시간이 꽤 길어졌다. 환자가 분명하게 질문하면 상담의 칼자루를 환자가 쥐게 된다는 것도 알았다. 그를 통해 이전과는 다른 지식을 의사로부터 듣게 되었고, 통증도 완화됐다. 게다가 "상담 시간이 오래되어 진료를 마치겠습니다."라고 말하는 의사도 없었다.

인터넷에서 대충 확인한 것으로 의사에게 질문해서는 원하는 답변을 들을 수 없다. 제대로 공부해서 알고 싶은 바를 정확히 질문해야 한다. 병원으로의 출·퇴근을 멈추는 방법이 될 수도 있다. 반대로, 명확한 질문 없이 의사가 시키는 대로만 한다면 살아가는 동안 이 병원 저 병원에 입사(?)원서를 제출하며 출·퇴근하게 될지도 모른다.

다시 찾아온 고통에
속절없이 무너지는 것,
그것이 허리디스크다.

7. 돌이킬 수 없는 선택

수술은 허리디스크의 완치 방법이 아니다. 의사도 수술을 권하기는 하지만, 절대 완치라는 말은 하지 않는다. 완치가 되지 않기 때문이다.

허리디스크 수술 방식은 벽돌로 쌓은 기둥에서 벽돌 일부를 깨서 들어내는 것과 같다. 이로써 이빨 빠진 벽돌 기둥이 된 것이지, 완벽한 벽돌 기둥이 된 것이 아니다. 그러므로 허리디스크 수술 이후에도 통증이 완전히 사라지지 않는다. 상황이 이러한지라 수술 후, 환자가 통증이 계속된다고 해도 "시간이 지나면 '완전히' 사라질 것입니다."라고 말하는 의사도 없다. 얼마의 시간이 지나야 통증이 사라지는지 알 수 없고, 수술 성공 여부와 관계없이 수술받은 환자의 습관에 따라 통증이 사라질 수도, 더 커질 수도 있기 때문이다. 수술이 끝남과 동시에 환자의 상태는 의사의 손을 떠났다고 볼 수 있다.

허리디스크 수술 후 통증에 관여하는 것은 첫째, 성공적인 수술과 둘째, 수술 이후의 적절한 관리다. 우선, 깔끔한 수술이 중요한데 이는 의사의 소관이다. 환자는 그저 수술 후 관리만 '잘'해주면 된다. 그런데 대개의 환자가 이 수술 후 관리를 실패한다. 짧으면 몇 개월, 길면 몇십 년 안에 재수술받는 지경이 된다.

나 또한 1차 허리디스크 수술 이후, 자잘한 통증부터 심한 통증까지 10년 이상 지속됐다. 육체적 고통도 고통이지만, 어차피 재수술해도 통증이 말끔히 사라지지 않는다는 사실과 조만간 다시 재발할 것이라는 두려움에 정신적 고통이 최고조에 다다랐다. 1차 수술 후 수년간 누적된 육체적·정신적 고통은 금방이라도 폭발할 것처럼 불안정했고, 삶을 포기할 생각이 들 정도로 몸과 마음을 만신창이로 만들었다. "안 겪어 봤으면 말하지 말라."는 말이 정말 딱 맞다.

이 때문에 허리디스크가 재발한 경우, '성찰'의 경험이 없는 환자가 선택할 수 있는 것은 딱 하나뿐이다. '2차 수술'. 당장 정상적인 일상생활이 어려울 정도로 고통스럽고, 또 급한 마음에 2차 수술을 쉽게 결정한다. 다시 찾아온 고통에 속절없이 무너지는 것, 그것이 허리디스크다.

3 장
의존에 의한 반복된 실수

중요한 결정을 내리기 전에,
가족 또는 환자인 당신을
진심으로 사랑하는 지인에게
반드시 물어보길 바란다.

1. 내 몸을 망가뜨리는 결정

첫 수술 후 오랫동안 고생했다. 약 2년간 재택 요양을 포함해 깔끔하게 없어지지 않는 통증과 10여 년을 함께했다. 통증은 아침이 가장 심했다. 매일 아침 허리와 다리 쪽에 극심한 통증을 느끼며 눈을 떠, 짧아도 한 시간 정도 워밍업을 해야만 그나마 자리에서 일어나 움직일 수 있었다. 낮 동안은 주로 누워서 움직이는 것이 대부분이었으며, 통증 때문에 화장실 가는 것조차 꺼려졌다. 잠자리에 들기 전엔 다음 날

아침에 겪을 끔찍한 불편함이 통증에 더해져서, 편두통까지 나타나 몇 시간씩 몸을 뒤척이다 잠이 들었다. 건강해질 것이란 희망은 눈곱만큼도 찾을 수 없는 생활의 연속이었다.

시간이 지나 직장에서의 생활도 별반 다르지 않았다. 업무상 출장이 많은 관계로 운전을 자주 해야 했는데, 차량까지 이동하는 몇 걸음조차 잠시 쉬었다 갈 정도로 몸이 불편했다. 그런 몸을 차에 구겨 넣고 몇 시간씩 운전하는 날이면, 자리에서 일어나 차가 있는 곳으로 나서기 전부터 식은땀이 났다. 궁여지책으로 회사 주변 병원에서 물리치료를 받고 출장을 가기도 했다. 물론, 한두 번 받아 본 물리치료가 아니기 때문에 효과가 있을 것으로 생각하지 않았지만(실제 효과가 없었다), 심리적 안정 효과를 기대하며 선택한 방법이다.

살면서 살도 찢어지고, 다리도 부러지고, 뇌진탕도 겪으면서 다양한 통증을 경험했다. 그러나 허리디스크 통증은 이것들과 비교할 바가 아니다. 사람마다 자기가 겪는 통증이 가장 고통스럽다고 생각하겠지만, 24시간 느껴지는 허리디스크 통증은 내 생애 가장 강력했다. '낫는다는 희망이 없는 통증' 이었기에 이전에 경험한 통증보다 압박감과 무게감이 상상을 초월했다. 많은 사람이 모여 있는 버스정류장에서 정신을 잃을 것 같은 통증으로, 수십 미터 거리의 정형외과로 기어들어 가는 경험도 했다. 겉모습이 멀쩡한 사람이 갑자기 외마디 비명과 함께 기어서 병원으로 들어가는 것을 보고 어떻게 정상적인 경우로 생각할 수 있겠는가? 일반인은 도저히 상상하거나 공감할 수 없는 상태다.

극심한 통증을 수시로 느끼는 상태에서는 정신조차 온전할 수 없다. 일상은 화난 상태가 되기 일쑤였고, 수시로 정색하는 원인이 되어 주변 사람들을 당황하게 했다. 그리고 다른 사람과의 접촉을 최대한 회피했다. 자연스럽게 혼자인 시간도 많아지고 말수도 크게 줄었다. 결국 다른 사람과 함께 있는 시간조차 혼자 있는 것처럼 느껴지고, 고립된 느낌이 들었다. 온전한 정신 상태라고 볼 수 있는 그 무엇도 찾을 수 없었다.

이 같은 상황에서 2차 수술을 결정했다. 가족은 물론 누구와도 상의하지 않았다. 통증이 극에 달한 시점(사실 이런 경우는 종종 있었지만)에 '참을 만큼 참았고, 또 이렇게 생활할 수 없으니 수술하자.'라고 결정한 것이다. 심지어 의사와의 상의도 없었다. 왜냐하면 나만 결정하면 수술 일정이 바로 나왔기 때문이다(4차 허리디스크 수술에 동의하지 않은 의사를 제외하고 내가 만났던 모든 의사는 매번 수술을 권했다). 1차 수술 이후 10여 년만의 선택이었다. 매일이 고통스러웠으나 누구에게도 허리디스크와 관련해 상담해 본 적이 없었다. 10여 년간 병원 진료를 받으면서도 매번 30초 전후의 면담에서 "꾸준하게 치료받아 봅시다."라는 의사의 말을 당연시 여겼다. 의사도 어쩔 수 없으니 허리디스크가 이런 질병인가 보다 했다.

이 책을 읽는 독자들은 내가 무척 답답하고 바보같이 느껴질 것이다. '아무 효과 없는 물리치료를 어떻게 10년이나 받을 수 있지? 나 같으면 병원을 변경하든, 큰 병원을 더 가 보든, 사람들에게 물어봤을 텐데…….' 하면서. 한 가지만 제외하고 모두 맞는 말이다. 당신은 현재 정신적으로 정상이다. 끔찍한 허리디스크 고통에서 깔끔하게 벗어난 지금은 나도 당신과 같은 생각을 한다. 하지만 그때는 아니었다. 당시 나는 정상적인 결정을 내릴 정도로 정신이 온전하지 못했다. 그래서 허리디스크 환자에게 말한다. 허리디스크로 심한 고통을 받고 있을 때는 결정하지 마라. 정신적으로 정상적이지 않을 때다. 중요한 결정을 내리기 전에, 가족 또는 환자인 당신을 진심으로 사랑하는 지인에게 반드시 물어보길 바란다. 또 되도록 마음이 편안한 상태에서 생각해봤으면 한다. 허리디스크 수술이 급박한 경우는 약간의 시가을 들여 조금만 정보를 찾아봐도 금방 알 수 있다. 그런 경우가 아니라면 서두를 필요가 없다.

내 경우도 1차 수술 후, 2차 수술을 결정하기까지 10여 년이라는 공백기가 있었던 만큼, 수술이 긴급한 상황은 아니었다. 그저 통증이 심했을 뿐이다. 수술 일정이 며칠, 몇 달 늦어진다고 해서 생명에 지장이 생기는 것도 아니다(수술이 급박한 경우라면 어차피 참을 수 없어서 수술이 필요할 수밖에 없다). 오히려 제대로 생각하지 않고 내린 결정이 몸을 망가뜨릴 가능성이 더 크다.

진정으로 힘든 것은
현재의 고통이 아니다.
지금보다 건강해질 기미가 없는 미래가
현재의 나를 그토록 괴롭히고 있다.

2. 진정으로 불안한 삶

2차 허리디스크 수술 후의 몸 상태는 이전보다 확실히 더 나빠졌다. 허리디스크 질병의 특징인지 모르겠으나 수술하면 할수록 몸 상태가 더 나빠진다. 통증도 1차 수술 직후보다 심해지고, 통증 부위도 더 넓어진다. 의사도 수술했으니 당연하다고 에둘러 말하는데, 도대체 왜 수술을 추천했는지 이해가 안 된다(물론 결정은 내가 했다).

2차 허리디스크 수술 후 가장 힘든 것은 회복하는 과정이 아니었다. 허리와 다리에서 느껴지는 통증으로 인해 3차 수술이 그리 멀지 않다는 불안한 생각이었다. 치료받을 때 몸 상태가 점점 나아지는 느낌은 다시 건강해질 수 있다는 희망을 줄 뿐만 아니라, 치료에 적극적으로 임하게 하는 힘이 된다. 그러나 허리디스크 수술은 이런 희망은 둘째고, 상태가 점점 악화하는 불안감만 키웠다. 허리디스크 수술을 결정하기까지 짧으면 몇 개월, 길면 십수 년이라는 엄청난 고통의 축적은 여러 차례 언급했듯이 매우 끔찍한 경험이다. 그런데 이런 경험이 2차 수술 후에도 계속된다는 생각이 들었다. 그것도 마취에서 깨자마자. 일반적으로 수술 직후의 통증은 수술 직전보다 많이 줄어들어 그나마 희망이 가장 큰 순간인데도 말이다.

허리디스크로 고생하는 모든 사람이 수술이 필요한 상태라고 생각하는 것은 아니다. 아마도 현재의 허리디스크 통증 정도와 수술하지 않고도 회복할 수 있다는 가능성이 허리디스크 수술을 결정하는 큰 요인이 될 것이다. 내 경우 1차 허리디스크 수술로 만족할만하게 통증이 줄지 않았고, 점점 심해지는 상태에서 2차 허리디스크 수술을 결정하기까지 10여

년을 버텼다(1차 수술 이후에도 통증이 예사롭지 않았기 때문에 '버텼다'라는 말이 가장 적당하다). 그런데 '3차 수술이 필요할 수 있겠다.'라는 생각이 2차 수술 직후에 들었으니 기분이 어떻겠는가? 비용도 비용이지만 수술 전후 상당한 기간, 가정과 직장 생활 모두 정상적인 것이 없었다. 또 건강이 정상으로 돌아오지 않는다는 확신이 들면 삶 자체가 불안해진다. 깊게 공감해야만 느낄 수 있는 수준도 아니다. 현재 허리디스크로 고통받고 있다면, 혼자만의 시간을 보낼 수 있는 장소에서 자신에게 닥칠 수 있는 가장 암울한 미래(조만간 움직일 수 없을 정도로 고통스러워 일상을 멈출 수밖에 없는 상황)를 상상해봐라. 그냥 상상하지 말고 진심으로 느껴봐라. 가장 힘든 것은 아마도 현재의 고통이 아닐 것이다. 머지않은 미래에 내 삶에 닥칠 암울한 상상에 아마도 잠을 이루지 못할 것이다. 진정으로 힘든 것은 현재의 고통이 아니다. 지금보다 건강해질 기미가 없는 미래가 현재의 나를 괴롭히고 있다는 것을 금방 알 수 있다.

최근 많은 사람이 허리디스크 수술을 과거보다 쉽게 생각하는 것 같다. 여기저기 붙은 '비수술'이란 광고가 눈에 띄고, 새로운 기술이 개발되어 수술 직후 일상생활을 할 수 있다는 얘기가 한몫하는 게 아닐까 한다. 나도 의사와 상담할 때 허리디스크 수술 후 바로 일상으로 복귀할 수 있다는 말을 들었다. 솔깃했다. 하지만 허리디스크로 상당한 통증을 느끼고 있거나, 또는 오랜 기간 앓고 있는 환자라면 분명히 알아야 할 것이 있다. 허리디스크 수술 후 회복 기간은 광고에서 얘기하는 것보다 꽤 길다는 사실. 병원 입원 기간을 제외하고도 직장에 출·퇴근할 수 있는 평범한 일상으로 돌아오기까지 짧으면 1~2주, 길면 1~2개월 또는 그 이상이다. 살면서 자신의 운을 모두 모아 한번에 써버릴 만큼 수술이 깔끔하게 끝나면 모를까, 그렇지 않다면 직장과 일상생활에 병가를 추가로 연장할 가능성이 크다. 혹 가정과 직장에서 자기 자리를 오랫동안 비우는 것이 부담되어 회복보다 일을 우선하면, 허리디스크 재발을 앞당기는 것은 물론 삶 자체가 망가지는 건 시간문제다.

허리디스크 수술 이후 통증이 완전히 없어지는 경우는 드물다. 수술 이전의 통증보다 덜할 수도 있지만, 분명히 허리디스크에 기인한 상시적인 통증이 사라지지는 않는다. 수술 받기 전에 느꼈던 통증이 워낙 크기 때문에 수술 직후의 통증이 확연히 줄어든 것 같지만, 수술 이후의 생활에 적응하면 그동안 작게 느껴지던 통증도 신경 쓰이는 수준으로 바뀐다. 허리디스크 수술 이후에도 통증이 완전하게 사라지는 것이 아니라는 것을 확실히 알았으면 좋겠다. 혹시라도 수술 이후 본인의 생각만큼 통증이 호전되지 않더라도 불평불만 하지 마라. 통증이 100% 사라지지 않는다는 것이 100% 사실이다.

> 뜻밖에 아주 야비하고 어이없는 일을 당하더라도 그것 때문에 괴로워하거나 짜증 내지 마라. 그냥 지식이 하나 늘었다고 생각하라. 인간의 성격을 공부해가던 중에 고려해야 할 요소가 새로 하나 나타난 것뿐이다.
>
> \- 아르투어 쇼펜하우어

나는 허리디스크 질병으로 고통받을 당시 양의, 한의, 심지어 사이비 치료까지 다양한 치료를 받았다. 어쩌면 이렇게도 운이 없는지, 수술을 포함해 단 한 가지도 내 상태를 호전시키는 치료가 없었다. 이때마다 주변의 지인들은 나와 궁합이 맞지 않는 치료법이라고 말하곤 했는데, '아르투어 쇼펜하우어'가 위와 같이 말했어도 사실 짜증이 엄청났다. 더 이상 내놓을 수 있는 카드가 없다는 것이 나를 벼랑 끝으로 조금씩 밀어냈다. 허리디스크가 '진정으로 불안한 삶'을 극한으로 경험시켜 주고 있었다.

병은 의사가 치료해 줄 것이라고
굳게 믿고,
욜로(YOLO)의 삶을 외친다.
바로 이런 사람에게 머피의 법칙은
필연의 법칙이 된다.

3. 머피의 법칙

'머피의 법칙'을 한 번쯤은 들어봤을 것이다. '왜 슬픈 예감은 틀린 적이 없나'라는 노래 가사처럼 일이 꼬이기만 하고 잘 풀리지 않을 때 쓰이지만 머피의 법칙은 사실 우연이 아니다. 국민대학교 기계공학과 한화택 교수는 "버터 바른 쪽이 항상 바닥으로 떨어진다."는 가장 흔한 예를 들어 머피의 법칙이 우연이 아님을 다음과 같이 설명한다.

버터 바른 빵이 식탁에서 떨어지는 예를 생각해 보자. 축구 경기에서 선공을 정할 때 동전을 던지는 것과 달리 이 경우에는 앞뒷면이 결정되는 확률이 50%가 아니다. 여기에는 우리가 제대로 인지하지 않고 있는 가정과 조건이 여럿 숨어 있기 때문이다. 예를 들어 식탁의 높이가 약 75cm이고, 빵의 크기가 약 15cm라는 가정, 지구 중력장의 크기가 $9.8m/s^2$라는 조건, 그리고 빵과 식탁 사이의 마찰계수가 일정 범위 내에 있다거나, 주위에 공기 유동이 거의 없다거나 하는 등의 가정들이 주어져 있는 것이다. 게다가 초기 조건으로 버터 바른 면이 식탁위에 있을 때 항상 위를 향하고 있다는 가정도 있는 셈이다. 버터를 발라서 접시에 업어놓는 경우는 거의 없을 테니까.

이러한 조건하에서 빵이 식탁에서 떨어지도록 가해진 외력(외부에서 주어진 힘)이나 떨어지는 순간 빵과 식탁 사이의 마찰력에 의하여 회전력 즉 토크가 발생된다. 이 토크에 의하여 빵은 자유낙하하면서 일정 회전각 속도를 갖고 돌게 된다. 결국 바닥에 닿을 때까지 몇 바퀴를 회전할 것인가 하는 것이 문제의 핵심이다. 물론 엎어져서 떨어진다는 것이 꼭 정확하게 180도를 회전한다는 것은 아니다. 회전각도가 90~270도 사이로 떨어지면 버터 바른 면이 바닥을

> 향한다.
> 빵이 떨어지는 과정에서 회전각이 다소 바뀔 수는 있으나 270도를 넘거나 90도에 못 미치는 경우는 극히 드물다. 즉 우리에게 주어진 조건(식탁의 높이, 빵의 크기, 중력의 세기 등) 하에서는 버터 바른 면이 바닥을 향하는 것은 재수 없는 우연이 아니라 그렇게 되게끔 결정되어 있는 필연인 셈이다.
> _KISTI의 과학향기 칼럼, '머피의 법칙은 우연이 아니야'

허리디스크 얘기 중에 '뜬금없는 과학 교육'을 언급한 것은, '허리디스크 수술 반복'이 일반적으로 우리가 생각하는 머피의 법칙, 즉 내게 일어난 재수 없는 '우연적인 일'이 아니라 '필연적인 일'임을 알려주고 싶어서다. 물론 허리디스크 수술 이후 철저한 자기 관리가 된다면, 살아 있는 동안 재수술을 피할 수는 있다.

사실 허리디스크 수술을 하고 싶어서 하는 사람은 없을 것이다. 구급차에 실려 병원에 도착하는 허리디스크 환자들은 병원 안 MRI 촬영실까지 몇 미터도 되지 않는 거리를 이동하는 와중에 끊임없이 비명을 지르기도 한다. 수술은 대부분 이 정도로 고통스러울 때 결정한다. 당장 죽을 것 같은 통증이 밀려오는데, 어느 누가 수술을 고민하지 않겠는가? 하지만 문제는 수술 이후다. 허리디스크 수술 환자 중 대부분이 구급차에 실려 병원으로 갈 정도로 극한의 고통이 있었다는 사실을 까마득하게 잊거나, 또는 무슨 큰 경험을 하고 살아난 것처럼 자랑삼아 얘기하기도 한다. 그리고 언제 그랬냐는 듯이 술, 담배, 탄수화물, 간식, 야식에 목메고, 책상다리와 다리 꼬기, 비스듬한 자세 등 허리디스크 재발을 언제라도 소환할 수 있는 습관을 다시 장착한다. 게다가 '병은 의사가 치료해 줄 것'이라고 굳게 믿고, '욜로(YOLO)의 삶'을 외친다. 바로 이런 사람에게 머피의 법칙은 '필연의 법칙'이 된다.

허리디스크 수술을 다시는 하지 않겠다는 확고한 생각으로 자신의 나쁜 습관을 모두 바꾼 환자라면, 우연한 사고가 아닌 이상 살아 있는 동안 재수술은 경험하지 않을 것이다. 반대로 병원 치료에 기대어 아무런 노력도 하지 않는 환자라면, 반드시 재수술하게 될 것이다. 이 두 가지 모두 자기 스스로 결정하는 것이다. 어떤 것이 더 좋을지는 굳이 말할 필요도 없다.

그런데 허리디스크 수술 후, 적절한 관리와 상관없이 필연적으로 재수술할 수밖에 없다는 잘못된 믿음으로 어이없는 결과를 가져온 사례도 있다. 대학 졸업 후 직장에 들어가기 전부터 허리디스크로 매우 힘들어하던 지인이 있다. 지인은 허리디스크 수술이 반복적이고 필연적이라는 것을 맹신한 나머지 수술을 극도로 피했다. 내가 세 번 수술하는 동안 지인은 한 번도 수술대 위에 오르지 않았다. 일상생활이 망가지기 전에 무언가 방안을 찾았으면 하는 바람으로 몇 번 얘기를 나눴다. 하지만 오랜 기간 힘든 질병을 앓고 있는 사람 대부분이 그렇듯, 지인도 주변의 조언에 매우 부정적으로 반응했고, 완전히 귀를 닫고 있었다. 허리디스크로 고생한 경험이 있다면, 지인이 집과 직장에서 어떤 생활을 했을지 한 번 상상해보길 바란다. 지인은 휴가, 병가가 더 이상 남지 않았고, 직장 내에서도 허리에 불편한 작업은 모두 다른 사람에게 돌아갔다. 지인의 직장동료는 "고집이 대단해. 도무지 얘기를 들으려 하지 않아."라고 했다. 얼마 전 그 지인에 대한 소식을 듣게 됐는데, 허리디스크 때문에 여전히 극심한 고통 속에서 생활하고 있다고 한다. 허리디스크로 내가 고생한 27년의 기록을 그 지인이 가뿐히 깼다. 허리디스크 수술이 비록 반복적이라 해도 수술 이후 철저한 관리가 이뤄진다면, 다시 수술받을 정도로 악화하는 일이 없을 수도 있는데 이해하지 못해, 아니 이해하려고도 하지 않아 안타까운 마음이다.

허리디스크 재수술에 필연적인 머피의 법칙이 적용된다 해도, 철저한 관리를 통해 재수술받기까지 걸리는 시간을 아주 길게 만들면, 재수술이 필요 없을 수도 있다. 내가 하고자 하는 말이 바로 이것이다. 나도 3차 허리디스크 수술까지는 필연적인 머피의 법칙이었다. 1차는 물론, 2차 수술 후 나쁜 습관을 고치기는커녕 좋은 습관조차도 안 했기 때문이다. 하지만 내 생애 허리디스크 수술은 3차까지다. 4차 허리디스크 수술을 받지 않기 위해 정말 확실히 관리하고 있다. 이 상태로 지속된다면, 내게 있어 4차 허리디스크 수술은 필연적인 머피의 법칙이 절대로 적용되지 않을 것이라는 확신이 있다.

간단한 시술을 추천받았다고 해서
환자의 허리디스크 상태가
위중하지 않고,
수술을 추천받았다고 해서
환자의 상태가 모두 위중한 것이 아니다.

4. 시술에 대한 오해

　내가 했던 세 번의 수술 중 1·2차는 소위 말하는 시술이고, 3차는 수술이다. 책 서두에 시술과 수술에 대해 언급했듯이, 시술은 간단하고 수술은 복잡한 것으로 생각하기 쉽다. 내가 받은 시술이나 수술은 입원 기간, 회복 기간 그리고 비용까지 비슷했다. 이로써 시술과 수술, 둘 중 어느 것이 더 안전하고 효과가 좋다고 말할 수 없다. 시술은 의료 기술의 발달로 어려웠던 수술이 간단하게 할 수 있게 됨으로써 생긴 단어라고 해도, 시술과 수술이라는 단어가 시술 또는 수술 결정에 영향을 줘서는 안 된다. 둘 다 제대로 된 검토 없이 결정하면 그 피해는 오롯이 환자 몫이 된다.

중요한 사항이라 정보를 찾던 중 참고할 만한 기고문이 있어 인용한다. 참고로 개인적인 의견을 완전히 배제하기 위해 기고문의 글자 하나도 빠뜨리지 않았음을 밝혀둔다. 당신에게 좋은 정보가 될 것이라 확신하니, 다소 길게 느껴지더라도 끝까지 읽었으면 한다.

의사들이 환자 몸에 손을 대는 행위 중에 진찰 말고 시술이란 게 있고 수술이란 게 있다. 최근 들어 부쩍 많이 구별해서 쓰이고 있었는데, 이렇다 할 만한 수술기법도 별로 없던 시절에는, 몸에 조금 상처를 내는 작은 조작도 모두 대단한 수술로 보였을 것이니 아마 이런 구분도 없이 쓰였을 것이다. 그러다가 마취기법의 향상, 항생제 발명 등으로 조금 더 과감한 개복, 개심 수술, 절단 등의 수술이 시작되면서 이보다 작은 조작들을 구별해 시술로 부르지 않았을까 하고 추측이 된다. 그러나 무엇보다도 시술이라는 말이 수술이라는 말과 차별화 되어 쓰이기 시작된 것은, 가르고 찢고 벌리고 잘라내고 하는 등의 수술이 이전 같으면 그대로 죽었을 환자들을 살려내기는 했지만, 이들 수술이 벌써 말부터가 부담이 되는 것은 물론 환자 몸에도 무리가 되는 것은 사실이어서 덜 부담스럽고 덜 아프고 피도 덜 나고 시간도 덜 걸리는 대안을 모색하는 과정 중에 급속히 개발되고 있는 진단 및 치료법이 늘어나면서 이들 대안을 구별하여 일컬을 때부터였을 것 같다.

옥스포드 사전에 나와 있기로는 수술(operation)은 신체의 일부분을 개방하여서 손상된 부위를 적출하거나 수선하는 과정이라고 되어 있는데, 흥미롭게도 시술(procedure)도 내과적 수술(medical operation)이라고 풀이하고 있다. 즉, 시술도 수술이기에는 별반 없고, 당초의 취지대로 덜 외과적이라는 점을 잘 정의하고 있는 것이다.

그런데, 언제부터인지 모르게 우리 사회는 시술의 상대적 안전성을 지나치게 강조하고 오인한 나머지, 시술 자체가 가지는 수술이라는 본질을 잊어버리고 있다. 심혈관 계통의 의사가 가장 흔히 시행하는 치료적인 시술 중에 하나가 심장에 있는 핏줄인 관상동맥이 좁아져 있을 때 스텐트라고 불리는 금속 망사튜브를 넣어 넓혀 주는 행위이다. 가랑이나 손목의 동맥에 5mm 이내 길이로 피부만 절개하고 필요한 도구들을 넣어 심장까지 도달하여 시행하기 때문에 전신마취도 필요없고 종료 후 환자가 상처 부위 통증을 호소할 일도 적고 상처가 아물기를 기다려야 할 필요도 없어서 입원해야 할 기간도 개심수술보다 훨씬 짧다.

하지만 이 시술이 행해지는 과정 자체를 보면 그게 쉽지만은 않다. 몸 밖에서 모든 치료 도구들을 통제하여 몸 안에 있는 장기에 대고 조작을 하려다 보니 뜻대로 잘 되지 않을 때가 있다. 머리카락 같이 가느다란 철사를 좁아진 혈관 내에 넣어야 하는데, 몸 밖에서 만지작거리는 이 철사가 원하는 대로 가주지 않거나 그대로 머물러 있어 주지를 않는다. 간혹 철사 끝이 하필 아주 가느다란 혈관 끝에 닿으면서 구멍을 내기도 한다. 누가 심장에 손을 대고 철사를 붙들고 있는 것도 아니고 시술하는 동안 풍선이나 스텐트 등 다른 도구들을 철사에 끼고 왔다 갔다 움직여야만 하기 때문에 난감하고 불안한 상황은 늘 존재한다.

한술 더 떠서 좁아진 혈관은 딱딱하기까지 해서 좀처럼 펼쳐지지는 않는다. 결국 더 강한 압력으로 풍선이나 스텐트를 펼쳐야 좁은 부위가 펴지는데, 어떤 혈관은 이걸 견디지 못하고 그대로 터져버린다. 아니 깨져 버린다고 해야 딱딱한 혈관에 더 어울리는 표현일지 모르겠다.

어느 부위이나 마찬가지겠지만, 동맥 출혈은 걷잡을 수 없는 상황을 초래한다. 그런데 심장은 심낭이라는 주머니 속에 들어 있는 장기라서 출혈한 피가 갈 곳이 없이 심낭 안에 고이게 되고 정해진 공간 내에 혈액과 심장이 공존하면 심장은 혈액에 공간을 내주어야 하기 때문에 납작하게 눌려버리게 되고 몸 안에 다른 장기로 펌프질할 피를 받지도 주지도 못하기 때문에 환자는 그대로 극심한 혈압저하 상황에 이은 사망으로 이어진다. 이 과정은 출혈이 시작되고 수분만에 일어나는 전격적인 상황이라 대처하기가 매우 어렵고 그때 의사들이 머리털이 곤두서는 스트레스는 이루 말도 못한다.

만일 이런 상황이 개심수술 중에 벌어진다면, 뜻밖에 문제 해결은 간단하다. 손가락으로 터진 부위를 눌러 출혈을 막고 조치에 필요한 재료나 장비를 준비시킨 다음 터진 부위 주변 혈관을 실로 묶어 버리던지 터진 곳을 꿰매어 주면 된다. 결국 시술이라는 과정이 심장을 의사 손에 쥐고 하지 않다 보니, 시술 종료 후에는 수술 받은 환자들에 비해 비교도 안될 만한 경과와 모습을 보여 수술을 안 하기를 잘했다고 생각하고 만족하지만, 시술을 받는 환자들 중 누군가는 이 어렵고 험난하며 극도의 위험한 상황을 겪게 되고 시술을 하는 동안 의사는 이런 상황이 발생하지 않도록 해야 하는, 발생하였을 때 대처하여야 하기 때문에 수술을 하는 의사와 비슷한 압박감 속에 놓이게 된다.

사람들은 대개는 그렇게 말한다. 수술도 아니고 시술을 하는데, 무슨 사람이 죽느냐. 완전히 이건 의료사고고 명백한 의사의 과실일 뿐이라고. 그건 수술은 크고 위험한 것이고 시술은 당연히 안전하기만 한 것이라고 믿기 때문에 하는 말이다. 그건 시술의 일반적이고 순조롭게 진행되는 상황일 때, 그리고 그런 경우가 대다수이기 때문에 그렇게 알려져 있는 것이고, 위에서 예를 든 바와 같은 위험한 상황에서는 대처하기가 수술 상황보다 더 불리하여 환자가 도리어 더 위험할 수도 있는 도박 같은 면이 없지 않다는 게 시술의 숨어 있는 일면이다.

수술에 대한 공포를 가지고 있는 환자들에게는 시술이 갖는 유리한 면(적은 통증, 빠른 회복, 필적한 효과, 적은 합병증)을 얘기해야 하니까 '내과적 수술'임이 분명함에도 '시술'이라는 말로 설명하여 치료 의지를 갖도록 하지만, 수술과 비교한 상대적 장점이었음에도 불구하고, 반대로 시술을 만만하게만 생각하다가, 시술도 가질 수 있는 합병증, 후유증, 간혹 발생하는 사망 등에 대해 불가한 상황이

> 벌어진 것으로 받아들이는 환자들 앞에서는 그래도 이것
> 도 수술이라고 얘기했었어야 했나 하는 생각을 하게 된다.
> 시술도 결국 수술이다. 현대식 수술. 수술이 무서울 때는
> 시술이라고 생각하고, 너무 안이해질 때는 그래도 이것도
> 수술이라고 생각하면 환자들도 의료진도 조금 더 상황을
> 잘 납득할 수 있지 않을까?
>
> ― 보라매병원 정우영 교수, <헬스조선> 기고문,
> '시술과 수술', 2013. 3. 11.

허리디스크를 치료하는 과정에서 '시술'과 '수술'이란 단어를 정말 많이 들었다. 진료받는 동안 시술은 간단하고 안전한 치료, 수술은 복잡하고 위험한 치료로 자연스럽게 인식했다. 당연히 위급 상황이나 후유증, 합병증, 사망과 같은 얘기는 시술이 아니라 수술과 관련된 내용으로 이해했다. 덕분에 내가 받은 수술을 결정할 때, 어느 정도 영향을 미친 것도 사실이다. 세 번의 수술 과정에서 몸을 바쳐 시술과 수술의 차이가 없음을 깨달았지만, 본 기고문을 읽어보지 않았다면 앞으로 사는 동안 시술은 안전하고, 수술은 위험하다는 잘못된 인식을 가졌을 것이 분명하다.

진료받는 과정에서 "간단한 시술입니다."라고 듣는다면, 환자나 보호자는 그 말을 아무 생각 없이 쉽게 받아들이면 안 된다. 허리디스크를 치료하는 데 간단하고 복잡한 것이 중요한 것이 아니라 환자의 상태가 간단한 시술로 충분한 치료가 되는지, 아니면 복잡해도 수술이 필요한지를 충분히 검토해야 한다. 허리디스크 시술은 대부분 환자 본인이 부담하는 금액이 많다. 간단한 것만 생각하다가 별다른 효과 없이 돈만 허비하고 아까운 시간과 건강을 낭비할 수도 있다. 혹여 간단한 시술을 받았다고 자신의 허리디스크 상태를 가볍게 보는 오해라도 하게 되면, 시술 이후 허리 관리를 소홀히 할 수 있어 재수술은 물론 엄청난 통증과 고통 속으로 자신을 내던질 수도 있다. 간단한 시술을 추천받았다고 해서 환자의 허리디스크 상태가 위중하지 않고, 수술을 추천받았다고 해서 환자의 상태가 위중한 것이 아니다. 모든 질병이 그러하듯이 허리디스크 또한 신중한 접근이 필요하다. 그래서 의사와 충분히 상의해야 한다. 명심해라. 단 한번의 수술로 과거 자신이 갖고 있던 똑같은 건강 상태를 꿈에서밖에 볼 수 없을 수도 있다.

4장
피하지 못한 세 번째 수술대

듣도 보도 못한
이상한 치료 방법들이
상식이 없어진 자리에 버젓이 벌어졌다.

1. 희망의 전제 조건

세 번째 허리디스크 수술을 하기 전 상태는 한마디로 '심각'이었다. 전부터 계속된 양쪽 다리 통증 악화에 더해 목통증까지. 그리고 걷는 것도 불편해졌다. 의사도 더 이상의 물리치료가 의미 없었는지, "어떡합니까?"라는 말로 답을 대신할 뿐, 침묵했다. 이렇게 세 번째 허리디스크 수술은 머피의 법칙을 증명이라도 하듯 필연적으로 다가왔다.

세 번째 수술을 위해 병원에 입원했다. 그간 두 차례 수술 경험이 있던 터라 입원부터 수술 전 개인 준비까지 모두 혼자 진행할 정도로 전문가(?)가 되어 있었다. 쓴웃음이 났다. 수술 전날 저녁, 병실에 혼자 있는 동안 많은 생각이 스쳤다. 처음 허리를 다친 후 수십 년이란 시간이 흘렀는데, 상태가 좋아지기는커녕 세 번째 수술을 기다리고 있으니 도대체 무슨 일인가? 허리디스크 때문에 잃어버린 삶은 또 얼마인가? 이번 수술이 마지막이 아니라면 또 어떻게 할 것인가? 등. 그간의 후회와 미래에 대한 걱정이 끊임없이 나를 괴롭혔다. 게다가 다시 건강해져서 그동안 하지 못했던 것을 다시 해보겠다는 희망도 없었다.

'희망'을 국어사전에서 찾아보면 '앞으로 잘될 수 있는 가능성'이라고 정의하고 있다. 어떤 질병이든 아픈 사람에게는 구원의 손길과도 같은 말이 희망이다. 나을 수 있다는 희망. 오랫동안 허리디스크와 싸웠지만, 처음부터 희망이 없지는 않았다. 다리가 부러지고, 찢어지고, 돌에 머리를 찢어 피가 흐르는 모든 상황에도 시간이 지나면 또는 병원에서 치료받으면 모두 나았기 때문에 허리디스크도 곧 나을 것이라는 희망을 안고 치료했다. 그러나 이 정도일 줄은 몰랐다. 이

토록 사람을 힘들게 할 줄은 정말 꿈에도 생각하지 못했다. 고통의 시간이 흐르면 흐를수록 희망도 사라져갔다. 없어지면 더 찾게 된다고 했던가? 사라지는 희망의 크기만큼 갈망은 더 커졌다. 그런데 정상적이고 이성적인 갈망이 아니었다. 판단력이 흐트러지고 마음은 조급해졌으며 다시 건강해질 수 없을지도 모를 불안감이 물밀듯이 밀려왔다. 그 순간, 듣도 보도 못한 이상한 치료(?) 방법들이 다가왔다. 전혀 상식적이지 않은 치료 방법임에도, 희망이라는 지푸라기가 비상식적인 치료 방법을 붙들게 했다. 상식이 없어진 자리에 희망을 가장한 망상이 버젓이 모습을 드러낸 것이다. 이때의 경험은 희망에도 상식이라는 조건이 필요함을 일깨워 줬다. 당신도 '희망의 전제 조건(상식)'을 제대로 갖추지 못한 상태에서 나와 같은 어처구니없는 경험을 하지 않기를 바라는 마음에 얼굴이 화끈거림을 무릅쓰고 몇몇 체험 사례를 공유한다.

먼저, 내가 있던 곳은 척추전문병원은 고사하고, 개인 병원도 몇 개 없는 시골이었다. 갓 대학을 들어간 스무 살 청년이 허리디스크 때문에 걸어 다닐 수 없을 정도로 고통스러워하니, 홀어머니의 심정은 오죽했을까. 이에 지인들이 여러 사람을 소개해줬다. 그 가운데 굿으로 질병을 고쳤다는 사람도 있었다. 영화나 드라마에서 나올 내용이겠지만, 옛날 시골에서는 종종 있는 일이었다. 지금이야 황당무계하다는 표현 말고는 달리 할 말이 없지만 그땐 진지했다. 허리디스크 치료에 대한 간절한 마음은 어떤 실마리라도 잡고 싶게 했다. 결국 내 눈앞에 스크린에서만 봤던 굿판이 펼쳐졌다. '허리디스크굿(?)'은 말 그대로 영화의 한 장면이었다. 신명 나게 날뛰고 있는 무당 옆에 의뢰자인 어머니와 나 그리고 관람객이 자리했는데, 굿판 내내 고막이 찢어질 듯한 정신을 잃게 만드는 징 소리가 이어졌다. 만일 실제로 정신을 잃었다면 허리디스크 귀신 때문이라고 했을지도 모를 일이었다. 굿판 이후에도 내 허리디스크가 낫지 않으니, 지독한 귀신이 붙었다는 얘기가 여기저기서 흘러 나왔다. 지금 심정은 '황당 이모티콘'을 쓸 수 없는 것이 아쉬울 뿐이다.

두 번째는 침을 잘 놓는 비구니도 있었다. 어느 한적한 시골 사찰에 거처하는 비구니였는데, 많은 사람이 방문하는지 여러 종류의 침이 든 케이스까지 갖추고 있었다. 의사처럼 하얀 가운 대신 스님 복장인 것도 불안했지만, 소독한 것 같지도 않은(소독이란 단어를 아는지도 궁금했다) 침을 맞는다는 것이 무척 겁이 났다. 어렵게 마련한 자리란 말에 달리 피할 수도 없었다. 그런데 진짜 문제는 따로 있었다. 침을 꺼내는 순간 내 눈을 의심했다. 어림잡아도 손잡이까지 포함해 엄지에서 새끼손가락 한 뼘 정도의 침을 '금침'이라며 자랑스럽게 꺼내는데, 저 침을 도대체 어디에 찌르겠다는 것인지 그 자리에서 굳어버렸다. 그런데도 배를 위쪽으로 향하고 똑바로 누우라는 비구니의 말에 최면에 걸린 듯 따라 했다. 너무 고통스러우면 정신적으로 올바른 판단을 할 수 없다고 말한 것이 증명되는 순간이었다. 침은 손잡이를 제외한 거의 끝까지 내 배를 통해 다 들어갔다. 허리디스크 통증에 비하면 침 맞는 통증쯤이야 큰 고통은 아니었지만, 공포는 허리디스크 통증에 비할 바가 아니었다.

이 외에도 상상을 초월한 치료 방법을 다수 경험했다. 하지만 마지막으로 얘기하고자 하는 사람에 비하면 모두 '새 발의 피' 수준이다. 환자의 희망을 가장 잘 악용한 이 사람은 내가 만난 사람 중 가장 황당하다 못해 웃기기까지 한 사람이다. 이 사람은 자신이 초능력이 있다고 정말 믿고 있든지, 아니면 사기꾼이든지 둘 중 하나다. 물론 본인 입으로 '초능력'을 말하지는 않았다. 그냥 자기의 손이 지나간 자리(실제는 통증 부위 위쪽 허공을 손으로 휘젓는 행동으로 보여줌)는 통증이 사라진다고 했을 뿐이다. 더 어이없는 것은 주변 사람들이 그 사람을 믿는다는 것이다. 이 사람은 대략 한 시간 남짓 치료(?)(몸을 만지거나 도구를 사용한 것 없이 통증 부위에서 손을 휘젓는 행동)했는데, 간혹 아픈 부위를 손가락으로 살짝 터치하면서 아픈 부위가 맞느냐고 묻거나, 어느 정도 손을 휘젓고 난 후 통증이 좀 덜한 느낌이 없느냐고 묻는 것 말고는 특별히 말도 없었다. 오히려 옆 사람들이 호들갑을 떨었다. 누구는 이렇게 해서 나았다는 둥, 누구는 번쩍 일어났다는 둥. 하지만 내게 그런 일은 일어나지 않았다. 그저 '이런 사람에게 돈을 지불하고 허리디스크를 낫게 해달라고 한 나는 뭔지…….'라는 한심한 생각이 들 뿐이다.

질병으로 엄청난 고통 속에 있는 사람에게 희망이란 이런 것이다. 정신적으로 올바른 판단을 할 수 없는 상황에서, 희망은 비상식적인 행동도 아무런 거리낌 없이 하게 한다. 배움의 크기도 전혀 상관없다. 내게 이런 사람들을 추천한 지인 중에는 대학원을 졸업한 사람도 여럿 있었다. 단지 상식을 망각했을 뿐이다. 앞서 얘기한 사례만 봐도 알 수 있다. 상식적인 것이 있었나?

희망을 악용해 납득할 수 없는 비상식적인 돈벌이를 하는 사람에게 당신의 소중한 재산과 귀한 시간을 헌납하지 않았으면 한다. 그들은 당신의 돈을 이용해 자신을 더 잘 포장하고, 더 많은 환자에게 피해를 준다. 상식을 망각하고 내가 그랬던 것처럼, 당신도 '희망의 전제 조건'인 상식을 망각한다면 스스로 받는 피해는 물론 더 많은 피해자를 양산하는 데 조력자 역할을 하는 것과 다름없다. 허리디스크 고통 속에 있는 환자 곁에 상식이 차분히 자리하기를 간절히 바란다.

원인에 대한 고민 없이
똑같은 수술을 계속했으니,
이런 식이면 열 번의 수술도
재발이 당연하다고 봐야 한다.
즉, 내 고통은 상식을 무시한 결과다.

2. 어김없이 찾아온 재발

세 번째 수술 직후 안도감보다 걱정이 앞섰다. 수술이 끝난 지 하루도 채 지나지 않았지만, 생각만큼 좋아지지 않은 허리 상태와 줄어들지 않는 양쪽 다리 통증으로 볼 때, 이전에도 그랬던 것처럼 수술 성과가 신통치 않다는 것을 금방 느낄 수 있었다. 사실, 수술 후 허리와 다리 통증이 눈에 띄게 나아질 것이라는 기대는 처음부터 크지 않았다. 이미 두 차례 수술에서도 큰 차도가 없었기 때문이기도 하지만, 세 번째 수술 결정이 오롯이 통증 차도를 기대한 결정이 아니라 당장 눈앞에 닥친 업무와 일상생활이 모두 멈춰버렸기 때문이었다. 통증 완화의 기대가 작았다고 해서 실망도 작았던 것은 아니다. 40대 중반의 나이는 경제적으로 자유로울 수 없는 나이였고, 남아 있는 삶에 대한 걱정도 실망에 더해져, 수술 실패의 충격은 결코 가볍지 않았다.

수술과 동시에 찾아온 재발은 내 생각보다 빨라도 너무 빨랐다. 몇 차례 허리디스크 수술을 하고 보니, 수술이 나를 건강하게 만들어 줄 것이라는 기대보다 수술 후 추가 수술을 바로 고민할 수도 있겠다는 걱정이 늘 들었는데, 서글프게도 그 예상은 너무도 정확했다. 수술 직후 수술이 잘 됐다며 "경과를 봅시다."라고 의사가 말했지만, 재발의 불안감을 해소하기에 내 몸의 통증이 너무 뚜렷했다.

모든 문제에는 원인이 있다고 생각한다. 원인이 불분명하다고 하더라도 원인이 없는 것이 아니다. 문제를 해결하고 싶으면 원인을 찾아 제거해야 한다. 설령 원인을 찾기 힘들더라도 원인이라고 추측되는 것을 하나씩 하나씩 제거하다 보면 문제가 해결되는 경우가 있으므로, 노력해야 한다. 그렇지 않으면 오랜 기간 질병으로 고생할 수밖에 없다. 병원에서 처방한 약과 심각한 경우 수술 치료로 잠시 질병을 묻어둘 수는 있어도, 원인을 제거하지 않으면 그 병은 언제라도 다시 찾아오는 것이 상식이다.

그런 의미에서 '세 번째 수술이 과연 내 허리디스크 원인을 제거하는 방법이었나?' 하는 의문이 든다. 지금 생각하면 100% 아니다. 수술과 동시에 재발했으니 증명도 됐다. 의사가 내 허리디스크 통증의 원인을 정확히 알고 있었다고 볼 수도 없다. 왜냐하면, 원인을 알고 있었다면 수술로 통증이 사라져야 했고, 원인을 몰랐다면 수술하지 말아야 했다. 물론 원인이 불분명하니 한 번의 수술로는 어렵고, 수술을 더 해봐야 한다면 딱히 할 말이 없다. 수술 후 소개받은 재활운동 전문가도 마찬가지다. 최초 면담에서 약간의 대화(수술로 염증 물질을 제거했다는 의사의 대화와 별반 다르지 않다)를 했지만, 곧이어 재활실에 있던 운동기구 사용법을 알려준 것이 전부다. 마치 허리에 특화된 운동기구 사용료를 지불하고 운동하는 헬스클럽과 같았다.

의사와 재활운동 전문가 모두 환자의 허리디스크 원인을

제거하고자 한 것이 아니라, 늘 하던 대로 현재 나타난 증상(통증)을 빨리 해결하는 것에 초점을 맞췄다고밖에 볼 수 없다. 이전 두 차례 수술이 재발한 것처럼, 세 번째 수술 또한 재발이 조금 빨랐을 뿐 당연하다. 원인에 대한 고민 없이 똑같은 수술을 계속했으니, 이런 식이면 열 번의 수술에도 재발할 수 있다고 봐야 한다. 즉 내 고통은 상식을 무시한 결과다.

허리디스크 수술을 고려하는 환자는
본인이 하고자 하는 수술 방법과
똑같은 수술을 한 경험자의 얘기를
반드시 들어보길 바란다.

3. 절규를 돈으로 보는 사람들

수술 후, 통증과 불편한 생활은 계속됐고, 재활의 꿈도 사라졌다. 계속된 수술은 허리 건강에 결정타를 날린 것이 분명했다. 삶의 의욕도 거의 사라져 갔다. 의사에게 물어보는 것도 이미 대답을 알고 있기에 필요성을 못 느꼈다. 하루하루 지날수록 생명의 촛불이 꺼지는 듯했다. 이따금 방법이 있을지 모른다는 생각도 들었지만, 아주 짧은 순간일 뿐 이내 아무런 생각도, 아무런 행동도 하고픈 마음이 들지 않았다. 약간의 변명을 하자면, 사실 그 무엇도 할 수 있는 상황이 아니었다. 한 걸음조차도 큰 결심을 해야만 움직일 수 있는데, 도대체 어떤 의지가 남아 있었겠는가? 내가 근무하고 있는 8층 창문은 너무 가까웠고, 나를 막고 있는 것은 얇은 방충망이 전부였다.

통증을 줄이기 위해 그동안 자제했던 음주도 다시 늘었다. 마음은 바짝 마른 저수지 바닥과 같아 여유가 없었고, 화는 갈수록 늘었다. 가족을 포함한 주변 사람 그 누구도 보기 싫었다. 일도 엉망, 가정도 엉망이 되어갔지만 내 알 바가 아니었다. 기분은 주로 냉탕이었지만, 온탕과 냉탕을 하루에도 수십 번 왕복 했다. 세 번째 수술 이후 더 이상의 미래가 보이지 않았기에 모든 것을 포기하기 직전이었다. 내가 원한 것은 '아침을 깨우는 것이 통증이 아닌 것', '단 1분 만이라도 통증 없이 편하게 걷는 것', '자세를 고려하지 않고 의자에 앉는 것' 등 인간이라면 굳이 생각하지 않아도 되는 지극히 평범한 일이었다. 이런 평범한 일상이 내게는 한 가지도 존재하지 않았다.

어느 날 심각한 상황이 발생했다. 허리디스크로 인한 자포

자기는 가정과 일터를 막론하고 아무 곳, 아무 때나 나타났다. 원인이 무엇이었는지 기억나지 않지만, 아내와 심한 말다툼을 했다. 100% 나의 잘못이 분명했을 터인데도 허리디스크 통증이 극에 달했을 땐, 늘 그랬듯이 억지를 부렸다. 말다툼 끝에 통제를 벗어난 정신 상태로 창문으로 다가갔다. 아파트 14층 창문은 이 고통스러운 삶에서 벗어나게 해줄 수 있는 유일한 탈출구였다. 하지만 뒤에서 끌어안은 아내의 손을 끝내 뿌리치지 못했다.

이렇게 삶의 촛불이 꺼져가는 순간, 나는 또 병원을 찾았다. 허리디스크 수술이 늘 유행하는지라 내가 사는 지역에도 척추 관련 병원이 우후죽순처럼 생겨났다. 이번엔 마지막이라는 생각으로 여러 병원을 방문해 상담받았고, 상담하는 병원마다 새로운 수술(의사들은 모두 시술이라 했다)이라며 자신들의 치료 방법을 추천했다. 심지어 상담 당일에 수술을 권하는 의사도 있었다. 예전의 나라면 바로 수술을 결정했을 수도 있었지만, 이번만큼은 마지막이란 생각에 지역 내 유명하다는 병원을 모두 돌아보고, 아내와 마지막 상의를 했다. 아내는 "지금까지 비슷한 수술에도 나아진 것이 없으니, 좀 더 큰 병원의 진료를 받아보는 것이 좋겠다."고 했다. 체력이 바닥으로 떨어진 지 한참인데다가, 대도시로의 이동은 허리디스크 환자에게 상당한 고통을 동반하는지라 아내의 의견에 쉽게 동의할 수 없었다. 그래도 아내의 말이 상식적으로 틀리지 않다는 생각은 했다(사실 이전에도 아내는 이렇게 말했지만 내 상식은 내 몸 밖에 있었다).

세 번째 허리디스크 수술이 어느 해 3월쯤이었고, 4월은 수술 부위의 안정 기간을, 5월부터 3개월간은 재활 운동을 했으나, 내가 생각한 수준의 통증 호전은 조금도 나타나지 않았다. 결국 아내의 조언대로 10월 말경 대도시의 큰 병원을 어렵사리 예약했다. 5월부터 7월까지 3개월간 진행한 재활 운동이 통증 호전을 기대할 수 없는 희망 고문이었다면, 10월로 예상되는 큰 병원에서의 수술은 말 그대로 희망이었다. 소도시 작은 병원과는 다른 결과가 있을 것이라는 희망.

여하튼 희망으로 기다린 끝에 대도시의 종합병원을 찾았다. 병원에 갈 때마다 든 생각이지만 허리디스크 환자가 정말 많았다. 건강보험심사평가원의 통계자료에 의하면 한해 허리디스크 환자는 1,952,061명에 달한다. 2020년 기준, 국내 인구 51,829,136명의 3.7% 수준이다. 이렇게 많은 환자가 있다니 동병상련이란 말을 떠올릴 수도 있겠으나, 나는 지금도 종합병원이나 일반 병원을 지날 때 신경외과 쪽은 굳이 발길을 주지 않는다. 통증으로 고통스러워하는 환자들이 늘어선 신경외과를 지날 때면, 과거에 겪은 통증이 느껴지는 듯해서 나 자신도 모르게 허리를 부여잡고 얼굴이 굳어진다. 트라우마다.

진료실에서 의사와의 상담이 시작됐다. 기존에 갖고 있던 모든 진료 자료를 복사해 보여주고, 허리디스크 수술에 참고가 되기를 바라는 마음으로 짧은 대화를 나눴다. 그러나 대화하는 내내 '굳이 큰 병원을 찾을 필요가 있었을까?' 하는 생각이 절로 들게 했다. 당장 죽을 것 같은 통증을 없애기 위해 내게 가장 적합한 수술을 상담 받고자 방문했는데, 수술은커녕 아무 소득도 없이 3개월 후에 다시 진료하자는 말로 마무리되어 갔기 때문이다.

머리가 멍해졌다. 최고의 의사에게 최고의 수술을 원했지만, 대화의 끝은 적어도 3개월 이내에 수술 계획이 보이지 않았다. 허리와 다리에서 느껴지는 기절할 것 같은 엄청난 통증을 참아가며 몇 시간 동안 운전해서 온 병원, 의사를 만나기 위해 이 악물고 의자에 앉아 대기한 시간, 모두가 억울했다. "수술을 왜 못한다는 건가요?"라고 따지듯이 묻자 돌아온 대답은 "수술하기에 너무 젊습니다(당시 내 나이는 만 45세였다)." 잘못 들은 줄 알았다. 수술하기에 너무 젊다고? 그러면 더 젊었던 때 했던 세 번의 수술은 무엇이고, 이 병원에 오기 전 들렀던 모든 병원에서 당장 수술을 추천한 의사들은 도대체 뭐란 말인가?

수술하기에 너무 젊다는 의사의 한마디는 나의 언어 기능과 사고를 그 자리에서 정지시켜버렸다. 마지막 희망이 갑작스럽게 사라진 경험을 해본 사람은 알겠지만, 아무런 생각이 나지 않았다. 눈을 뜨고 있어도 보이는 것이 없었고, 입이 있어도 아무 말도 하지 못했으며, 귀가 있어도 어떤 소리도 들리지 않았다. 집으로 돌아오는 내내 나도 아내도 침묵할 뿐이었다.

사실, 의사가 말하고자 한 것은 그간 세 번의 수술로 내 허리 상태가 너무 좋지 않고, 선택할 수 있는 수술 방법이 젊은 나이에 하기에 매우 부적합하며, 수술 후 통증 완화도 보장할 수 없다는 것이었다. 또 활발한 사회 활동을 해야 하는 나이에 성급하게 결정할 수 있는 수술이 아니라는 뜻이었다. 물론 그 시간 이후 지금까지 허리디스크로 다시는 병원을 찾지 않고 있으므로 그분의 결정이 옳았다.

　돌아온 후 내게 '부적합'하다고 한 수술을 했던 환자를 만날 기회가 있었는데, 통증도 삶의 질도 전혀 만족스러워 보이지 않았다. 나는 그렇게 살고 싶지 않았다(허리디스크 수술을 고려하는 환자는 본인이 하고자 하는 수술 방법과 똑같은 수술을 한 경험자의 얘기를 반드시 들어보길 바란다). 불현듯 몇 달 전 들렀던 병원에서 수술을 추천한 몇몇 의사가 떠올랐다. 환자의 고통에 대해 공감하지 않는 이들 말이다.

5장
상식을 찾는 여행

생의 끝자락이라는 생각에
태어나서 처음으로 목 놓아 울었다.
그간의 삶이 파노라마처럼 지나갔다.

1. 생의 끝자락에서의 오열

  희망을 품고 찾아간 병원에서 오히려 희망이 꺾여 돌아온 후, 마치 정신과 육체가 분리된 것처럼 정신 따로 육체 따로 움직였다. 일은 하고 있으나 머리는 일과 관계없는 생각으로 가득 찼다. 가정과 일터는 서서히 엉망이 되어갔고, 지인들과도 소원해졌다. 한마디로 주위의 모든 끈이 끊어지고 있었다.

  무서웠다. 이렇게 지내다가 또다시 삶을 놓을 수도 있겠다는 생각이 들었다. 아침에 눈 뜨면 잠에서 깨어났다는 사실에 화가 났다. 8층 사무실로 출근하는 것도, 14층 아파트로 퇴근하는 것도 두려웠다. 그리고 서글펐다. 이건 내가 기대한 삶이 아닌데 왜 이런 삶이 내게 왔는지 한없이 원망스러웠다. '이제 정말 끝이구나…….' 창문에 비친 나는 울고 있었다. 생의 끝자락이라는 생각에 태어나서 처음으로 목 놓아 울었다. 그간의 삶이 파노라마처럼 지나갔다. 한참을 울고 마지막 한숨을 쉬자, 책상 위에 놓인 건강 서적 한 권이 눈에 들어왔다. 무심코 펼친 목차에 '허리디스크와 관절염'이 보였다. 그리고 신기하게도 갑자기 머리가 맑아졌다.

"허리디스크는 죽을 때까지 통증을 벗어날 수 없고, 통증을 잘 관리하면서 살아야 한다."고 어느 의사가 말했다(이 정도로 얘기했다면 꽤 솔직한 편이다). 그 말을 믿고 싶지 않았다. 세상 모든 것은 원인과 결과가 있고, 허리디스크 원인을 해결하면 그로 인한 통증도 분명히 없어질 것이란 믿음이 있었기 때문이다. 당연해도 너무 당연한 상식이다. 그런데 책상 위에서 발견한 책도 그렇게 말했다. 허리디스크 수술을 세 번이나 한 사람의 생각으로는 다소 무모하게 보이지만, 맘껏 흘린 눈물은 무모함마저 깨끗하게 지워버렸다.

그때부터 허리디스크 원인을 확인하기 위해 상식에 바탕을 두고 닥치는 대로 정보를 수집했다. 책은 그중에 가장 중요한 정보원이었다. 인터넷 정보는 책에서 얻은 정보 중에 이해되지 않는 부분을 보충하는 수단이 되어주었다. 그리고 수집한 많은 정보와 나름의 상식을 접목해 허리디스크 통증을 완화할 수 있는 습관을 만들었다(처음부터 통증을 깔끔하게 없애겠다는 목표를 세운 것은 아니다). 그러자 허리디스크 통증은 반드시 해결될 수 있다는 강한 확신이 들었다. 머리는 더욱더 맑아지고 건강해질 수 있다는 희망이 선물처럼 다가왔다.

아직도 운이 나빠서
수술 잘하는
실력 좋은 의사를
만나지 못했다고 생각하는가?

'정확한 해답을 얻으려면
정확한 질문을 해라.'

2. 상식의 첫걸음

'사람들이 보통 알고 있거나 알아야 하는 지식'. 국립국어원『표준국어대사전』에 기록된 '상식'에 대한 정의다. 또 '일반적 견문과 함께 이해력, 판단력, 사리 분별 따위가 포함된다.'라는 부연 설명도 있다. 우리 일상에서 상식은 많은 행동을 유발한다. 특별히 법으로 정한 것이 아님에도 상식적으로 생각해 행동하는 것이 대부분이다. '비상식적'이란 말은 그리 좋게 들리지 않는다. 그런데 의사와의 대화(관계)에서도 우리가 과연 상식적으로 생각해 행동하고 있을까?

허리디스크로 병원을 찾았다. X-ray, MRI(자기공명영상장치) 외 여러 필요한 검사를 하고, "수핵이 섬유륜을 통해 일부 빠져나가면서 신경에 염증을 일으킨 것입니다."라는 의사의 진단을 받았다. 그리고 이에 따른 처방도 받았다. 상식적인 행동이다. 하지만 다시 한번 생각해 보자. 'X-ray', 'MRI', '수핵', '섬유륜', '신경', '염증'이란 단어 중에 당신이 이해하고 있는 단어가 있는가? "X-ray! 건강검진 받을 때 많이 찍어 봤어!"라고 하는 것을 X-ray를 알고 있다고 할 수 없다면, 아마도 당신은 위 단어 중 제대로 아는 것이 하나도 없는 것이다.

자, 아무것도 모르고 결정했는데 상식적이라고 말할 수 있는가? 물론 이 단어들은 의학 공부를 해야만 알 수 있는 단어이고, 사람들이 일반적으로 알 수 있는 지식이 아니므로 이 단어를 모른다고 해서 "상식적이지 않다."라고 말할 수는 없다. 그럼 상식적이라고 말한 것은 무엇 때문인가? 의학은 매우 전문적이고, 의사가 아닌 일반인은 절대 접근할 수 없는 분야라는 생각에 의사의 말을 따르는 것이 '상식적'이라고 해석할 수 있다.

그런데 이상하지 않은가? 나의 돈은 모르는 사람에게 맡기는 경우가 절대로 없고, 설령 은행이나 전문 투자자에게 맡긴다고 해도 아주 꼼꼼하게 따져보는데, 돈과 비교할 수 없을 정도로 중요한 건강은 꼼꼼하게 따지기는커녕, 자연스레 절대적으로 의사에게 맡기는 것이 상식이라니 말이다.

건강에 있어서 내가 말하고자 하는 '상식의 첫걸음'은 바로 이러한 의문에서 시작한다. 의사는 전문적이다. 일반인과 비교조차 할 수 없다. 인정할 것은 인정하자. 그런데 질병이 낫는 것을 100% 의사에게 의존하는 것이 맞는지 생각해봐야 한다. 환자가 지금 당장 죽을 것 같은 급박한 상황에 있다면 어쩔 수 없이 의사에게 100% 의존하는 것이 맞다. 그리고 어떤 질병이 한번의 치료만으로 재발하지 않는 상황을 만들 수 있다면, 이 역시 의사에게 온전히 맡기는 것이 옳을 수 있다. 그런데 급박한 상황도 아니고, 치료해도 한번에 나아지지 않고, 재발하는 질병이라면 고민해봐야 한다. 질병이 자주 발생하는 것도 아니고, 그때마다 처방받는 게 안전하고 편할 수 있으므로, 의사에게 기대는 것도 나쁘지 않다고 생각하는 사람이 있을 수 있는데, 예를 들어 암에 걸린 환자가 있다고 하자. 워낙 위중한 질병이라 의사에게 100% 위임해서 치료받을 수 있다. 그러나 이런 상황에 '다음에도 의사한테 맡기면 돼.'라며 암에 걸리기 쉬운 습관을 그대로 유지하는 환자는 없을 것이다. 다시 정리하면, 질병을 전적으로 의사에게 의지하는 것이 상식적이지 않다고 생각하는 것이 내가 생각하는 상식의 첫걸음이다.

그렇다면 무엇을 의사에게 의존하고 무엇을 의사에게 의존하면 안 되는 것일까? 앞서도 언급했지만, 의사는 전문적이다. 일반인이 논문 몇 편 읽었다고 해서 접근할 수 있는 수준이 아니다. 인터넷에서 얻은 정보로 다가갈 수 있는 수준은 더더욱 아니다. 그러니 의사와의 진료 상담에서 의학적 얘기를 깊게 나누는 것은 큰 의미가 없다. 어차피 의사의 얘기를 듣는 중에 이해가 되든 안 되든 고개를 끄덕일 수밖에 없고, 마치 최면에 걸린 듯 결국 의사가 얘기하는 방향으로 흘러간다. 지금까지 그렇게 하지 않았는가?

그렇다. 전문적인 것은 의사의 소관이다. 의사의 말을 따르는 것이 도움이 된다. 그래서 전문적인 내용은 의사에게 의존하는 것이 맞을 수 있다. 하지만 계속된 치료에도 낫지 않거나, 한번의 치료로 재발을 막을 수 없다면, 이 경우는 의사에게 전부를 맡기면 안 된다. 이것이 상식이다.

참 어렵다. 질병을 치료하는데 의사에게 100% 의존하지 않는다니, 가당키나 한 말인가? 쉽게 이해 못하는 것이 당연하다. 질병을 치료하는데 환자인 내가 할 수 있는 것이 아무것도 없다고 생각하는데, 어떻게 의사에게 의존하지 않을 수 있다는 말인가? 처음엔 나도 그렇게 생각했다. 그런데 상식의 첫걸음을 떼면 다른 세상이 보인다.

내가 허리디스크로 진료받을 때 의사가 의학적 내용 외에도 "살 빼세요.", "술, 담배는 허리에 안 좋습니다.", "올바른 자세가 중요합니다."라고 분명히 말했다. 당신은 교과서에나 나올법한 이 말이 의사의 처방으로 들리는가, 아니면 훈계로 들리는가? 결론부터 말하면, 나는 이 말을 그대로 따라서 허리디스크 고통으로부터 완전히 탈출했다. 그러나 이 말을 한 귀로 듣고 한 귀로 흘려보낸 27년 동안은 허리디스크로 진짜 죽을 뻔했다. 내가 무시했을 뿐이지, 이 조언들은 확실히 의사의 '처방'이 분명하다고 본다. 단지, 의사에게 의존하지 않고 내가 해야만 하는 것이라서 처방으로 생각하지 않았다. 문제는 이렇게 '좋은 처방'을 의사로부터 어떻게 받아낼 수 있는가이다.

아직도 운이 나빠서 수술 잘하는 실력 좋은 의사를 만나지 못했다고 생각하는가? "정확한 해답을 얻으려면 정확한 질문을 하라."는 말을 들어본 적 있을 것이다. 허리디스크로 고통받고 있는 당신이 의사에게 정확한 질문을 해본 적이 있는지 스스로 물어보길 바란다. 이해되지 않는 의학적 지식에 관한 질문을 말하는 것이 아니다. 허리디스크 MRI 사진을 보며 의사가 "환자분은 척추 4·5번 디스크가 신경을 누르고 있습니다."라고 할 때, "어떻게 치료하면 되죠?"라고 말하기 전에 "척추 4·5번 디스크가 왜 신경을 누른 건가요?"라고 물어야 한다. 전자의 질문을 한다면 의사는 물리치료와 약 또는 수술을 비롯한 치료 방법을 언급하겠지만, 후자의 경우에는 척추 4·5번 디스크가 신경을 누르게 된 원인을 말해 줄 것이다. 아마도 많은 환자는 원인을 해결해서 허리디스크로부터 탈출하고 싶지, 얼마 가지 못해 재발할 수도 있는 치료를 원하지는 않을 것이다. 물론 후자의 질문을 해도 의사는 당신에게 최선의 치료를 한다. 분명한 것은 전자의 질문은 당신에게 최선의 치료는 해도 '좋은 처방'은 줄 수 없다.

허리디스크로 고통받고 있던 내내 마음에 와닿지도, 이해되지도 않는 의사의 의학적 얘기만 머릿속에 채웠다. 그리고 수십 년간 계속된 치료에도 낫지 않고, 수술했음에도 계속 재발하는 상황에서 내가 할 수 있는 일이 있을 것이라곤 상상조차 못 했다. 게다가 내가 할 수 있는 건 모두 했다고 생각했다. 상식의 첫걸음을 떼기 전까지는.

환자와 의사를 연결하는
'공감(共感)의 끈'을 다시 잇는 것은
서로를 이해하는 아주 작은 마음에서
시작할 수 있다.

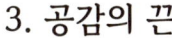

3. 공감의 끈

'공감(共感)', 살면서 가장 좋아하는 단어이며, 이해하기 위해 가장 큰 노력을 기울이는 단어이기도 하다. 뜻은 '남의 감정, 의견, 주장 따위에 대하여 자기도 그렇다고 느낌, 또는 그렇게 느끼는 기분'이다. 한자로는 '서로 마음을 다하다.'라는 의미인데, 나는 '서로의 마음에 끊임없이 다가가는 노력'으로 해석한다. 그리고 그토록 오랫동안 병원에 다니며 가장 아쉬운 것을 고르라 하면, 1초의 망설임 없이 공감을 말한다.

똑같은 문제로 27년간 전문가를 찾아간 사람이 있다고 하자. 첫 번째, '27년간 해결하지 못했으니 전문가라 할 수 있는가?' 두 번째, '전문가가 맞는다면 왜 27년간 문제를 해결하지 못한 것인가?' 세 번째, '문제를 해결하지 못하는 전문가에게 왜 27년간이나 찾아간 것인가?' 당신도 짐작했겠지만 '문제'를 '허리디스크'로 '전문가'를 '의사'로 바꾸면 딱 내 경우다.

여기서 첫 번째 의문으로, 의사를 전문가로 인정하지 않는다는 것은 있을 수 없으므로 제외하자. 두 번째 의문. 의사가 전문가가 맞는다면, 왜 27년간 문제를 해결하지 못한 것인가? 전문가도 해결하지 못하는 문제가 많으니 허리디스크도 그런 문제 중 하나인가? 내가 알기로 허리디스크를 불치병으로 말하는 의사를 본 적이 없다. 불치병이 아니라면 허리디스크를 해결할 수 있어야 하는 것이 아닌가? 비록 과거 100% 건강했던 상태가 아니더라도 허리디스크 고통에서 벗어난 사람들이 있으니 불치병 수준은 아닌 것이 분명한데, 당신은 어떤 생각이 들지 몹시 궁금하다. 마지막 세 번째 의문. 문제를 해결하지 못하는 전문가에게 왜 27년간이나 찾아간 것인가? 내가 네 번째 수술이 무산되고 돌아와 생각한 것 중 가장 깊은 의문을 품은 부분이다. 인생의 절반 이상을 병원에 다니며 한번도 품지 않았던 의문이었기에 더욱더 나를 혼란스럽게 했다. 수십 년 동안 최소한 한번이라도 의사의 처방이 허리디스크를 해결할 수 없다고 생각했어야 하는 것이 맞는데 말이다.

당신은 의사에게 진료받을 때 어떤 마음으로 받는지 궁금하다. 의사가 되는 과정은 일반 대학을 나오는 것과 크게 다르다. 인간의 생명을 직접적으로 다루다 보니, 근본적으로 실수나 시행착오 같은 것은 용납되지 않을 것처럼 느껴진다. 내가 진료받을 때 의사를 대하는 마음은 이것과 관련 있다. 의사는 오랜 기간 전문적으로 공부했고, 당연히 환자인 우리보다 질병에 대해 더 잘 안다. 그렇기에 의사의 말은 환자의 말 또는 생각보다 앞서야 한다고 여겼다. 이에 대한 반론의 여지는 애초부터 존재하지 않았다. 따라서 나를 진료한 의사의 말이 틀렸다고 생각하는 것 자체가 있을 수 없었다. 의학적 지식은 일반인인 나와 비교조차 할 수 없고, 그동안 진료했던 의사의 말이 틀린 것이 아니기 때문에, 수십 년간 의사의 말을 귀담아들은 것도 잘못된 것이 아니다.

그렇다면 도대체 어떤 문제로 그토록 오랫동안 허리디스크로 고생한 것인가? 내 답은 '공감과 이해 부족'이다. 의사는 환자를, 환자는 의사를 제대로 공감하거나 이해하지 못한 것이 이런 문제를 낳았다고 본다. 질병으로 병원에 다시 방문하고 싶은 환자는 없다. 같은 환자가 병원에 다시 방문할 정도로 아프기를 바라는 의사도 없을 것이다. 환자와 의사 모두 병을 치료하고자 하는 지향점이 같다. 단지, 다른 각도로 지향점을 쳐다본다는 문제만 제외하고.

환자는 의사를 맹신하다시피 한다. 그로 인해 의사와의 진료 상담에서 환자는 100% 수동적이라고 해도 과언이 아니다. 요즘, 넘쳐나는 정보를 활용해 질병과 관련하여 의사에게 질문하는 환자가 종종 있다고는 하나, 일반인의 질문에 의학적으로 답변하는 것이 부담스러운 의사는 없을 것이다. 오히려 환자의 질문이 틀려서 바로잡아 설명하고 이해시키는 것이 번거로울 뿐이다. 나도 의사를 맹신했다. 불치병이 아닌 질병으로 그토록 오래 병원에 다니고 있다면, 의사의 처방이 허리디스크 문제를 해결할 수 없음을 상식적으로 깨달아야 하는데, 의사의 처방은 항상 옳은 것으로 여겼다. 게다가 의사가 내가 생각하고 있는 정도로 내 질병에 관심이 없을 수 있다는 합리적 의심도 나 스스로 외면했다.

나의 생명을 좌우할 수 있는 심각한 문제가 생겼는데, 누군가 그 문제의 원인을 알면서도 무려 27년 동안 그 문제를 해결하지 못했다면, 그 누군가가 나의 문제에 관심이 있다고 말할 수 있는가? 존경스러울 정도로 배움이 많고, 본인의 전문가적 의견을 매번 말해줬다고 하여, 그가 당신 문제에 관심이 있다고 생각하는 것이 옳은 것이냐고 묻는 것이다. 환자는 병을 낫게 해줄 간절함을 안고 의사를 찾아왔는데, 의사는 그 병에 관심은 있으나, 환자의 간절함만큼은 아니다. 즉, 질병을 대하는 측면에서 환자와 의사를 연결하는 '공감의 끈' 어느 부분이 끊어져 있다고 생각할 수밖에 없다. 질병으로 고통받고 있는 환자는 의사가 더 많은 공감을 해야 한다고 생각할 테지만, 말 그대로 그것은 환자의 기대일 뿐이다.

끊어진 공감의 끈을 이해하지 못한 환자는 의사와의 상담에서도 오류를 범할 수 있다. 설명을 덧붙이자면, 질병과 관련하여 절대적 위치에 있을 정도로 의사는 같은 질병에 대해 수많은 치료 경험이 있다. 환자는 자신의 상태를 꼼꼼히 설명하지 않아도 의사가 자기의 상태를 모두 알고 있을 것으로 미루어 짐작한다. 그래서 의사의 처방은 가장 적합한 것이고 오류가 없을 것이라는 확신에 차 있다. 그런데 문제는 의사도 실수할 수 있는 사람이라는 것이다. 같은 질병이라도 세상에 존재하는 사람 수만큼 다양한 처방이 필요하다. 다만 현실에서 그렇게 처방할 수 없으니, 어느 정도 비슷한 처방이 이뤄진다. 그렇지 않다면 한 가지 처방으로 같은 질병을 앓고 있는 모든 사람이 치료되는 것이 맞다. 하지만 병원은 늘 북적이지 않는가? 한 가지 처방으로 같은 질병의 환자가 모두 치료되는 것이 아니라는 증거다. 즉, 환자마다 질병의 상태가 모두 다르므로 각자에게 알맞은 처방이 필요한데, 의사가 환자의 질병에 대해 모두 알고 있고, 다 알아서 해줄 것이라는 환자의 착각은 이미 끊어져 있는 공감의 끈을 붙잡고 잡아당기는 것과 같다. 환자는 착각에서 깨어 본인 상태를 정확하게 설명하고 질문하지 않으면, 내가 수십 년 동안 경험한 것과 똑같은 엄청난 고통을 예약할 수도 있다.

끊어진 공감의 끈과 같이 의사에 대한 과도한 기대와 맹목적인 믿음은 생각하면 생각할수록 아쉬운 점이 많다. 세상에서 공부를 가장 많이 한 사람 중 한 명이고, 가장 정확히 알고 있다고 생각되는 그런 사람들이 어련히 알아서 치료해주는데, 굳이 그것을 확인하고 재확인하는 것 같은 행동은, 그들의 지식에 대한 예의가 아닌 것처럼 다가온다. 더욱이 그들이 말하는 것을 제대로 알아들을 수도 없으니, 그냥 입 다물고 그들이 말하는 대로 하는 것이 내게 가장 큰 이익이라는 생각이 우리를 지배하는 느낌이다.

누가 알아서 당신에게 무언가를 해 주었을 때와 여러분이 명확히 어떤 것을 요구하여 받았을 때 어떤 것이 더 좋을까? 후자가 아닌가? 여기서도 한국인은 대놓고 말하지 않는 것이 예의라고 할 것인가? 당신의 생명이 달렸는데도 말이다. 상담받는 동안 환자가 이해하지 못한다면, 이해를 원하는 환자에게 설명하는 의사가 답답한 것이지 환자가 답답할 일은 없다. 상담 시간이 조금 길어졌다고 내쫓지도 않을 것이다. 혹여 괜히 의사를 괴롭히는 것은 아닌지, 귀찮게 하는 것은 아닌지, 그래서 치료가 소홀해지는 것은 아닌지 걱정할 수도 있다. 하지만 걱정하지 마라. 의사의 기본 덕목 중 하나는 환자와의 공감이다. 공감하려는 환자를 내치는 의사가 있다는 말을 들어본 적이 없다. 그런데도 환자의 아픔을 공감하지 않는 의사가 있다면, 그는 좋은 의사일 리 없다. 환자의 질문을 귀찮게 여기는 의사가 여기에 해당한다. 환자의 질문에 성의 없는 태도로 일관한다면, 그 자리에서 바로 일어나 나가서 다른 의사를 찾아봐라. 의사가 말하는 도중이라도 상관없다. 그냥 조용히 일어나 나가면 된다. 진료받은 것도 처방받은 것도 없으니 돈을 지불할 필요도 없다.

환자의 아픔을 어루만지는 좋은 의사는 많다. 간혹 어떤 환자는 "의사가 병만 잘 고치면 되지."라며 공감 없는 의사에게 자기를 전적으로 맡기는 환자가 있는데, 그 의사가 병을 잘 치료한다고 어떻게 확신했는지 궁금하다. 그 의사에게 치료받은 환자 한 명이라도 만나서 물어보고 그런 말을 하는 것인가? 환자가 성의 없는 태도로 일관하는 의사에게 계속해서 진료받는 것은, 의사가 더 많은 환자에게 성의 없는 태도로 대하게끔 부채질하는 것과 같다.

그렇다면 끊어진 공감의 끈을 다시 잇듯이 병도 잘 치료하고 환자에게 공감도 잘하는, 말 그대로 좋은 의사는 어떻게 만날 수 있을까? 한 지역에 같은 분야의 의사가 많은 것도 아니고, 좋은 의사를 만나기 위해 계속해서 병에 걸릴 수도 없는 노릇이다. "의사가 병만 잘 고치면 되지."라는 말이 이런 자포자기 이유로 생겨난 것 같기도 한데, 내가 생각하는 좋은 의사를 만나는 방법은 의외로 간단하다. 운이 좋아야만 만날 수 있는 것도 아니다. 몇 가지 간단한 질문으로 풀어갈 수 있다.

첫째, 환자 본인의 질병에 대해 가장 잘 알아야 하는 사람과 의사에게 정확히 설명해야 하는 사람은 누구인가? 모두 환자 본인이다. 환자 스스로 본인의 질병에 대해 가장 잘 알아야 하고, 또 의사에게 정확하게 설명해야 한다. 그것이 가장 효과적인 치료를 위한 첫 단추라 할 수 있다. 그래서 자기가 가진 질병과 관련된 책을 읽고 공부해야 한다. 앞서도 언급했지만 전문적이지 않아도 된다. 상식 수준에서 공부하는 것만으로도 충분하다. 둘째, 다소 현실적이지만 의사는 짧은 진료 상담과 긴 진료 상담 중 어느 쪽을 더 원할까? 물론 적당한 진료 시간을 갖는 것이 가장 좋겠지만, 현실적으로 그렇지 못한 경우가 많다. 지인 중 한 의사가 "요즘 인터넷에서 얻은 잘못된 정보로 상담하는 환자가 많아져서 문제야."라고 말하는 것을 들었다. 처음 이 말을 들었을 때, 인터넷에서 떠도는 정보 수준이 상식 또는 그보다 조금 전문적인 수준인데, 그 수준을 이해시키기가 어렵다는 뜻인지 의아했다. 그런데 이내 그 의사의 고충이 좀 더 현실적임을 알 수 있었다. 바로 인터넷 정보를 바탕으로 상담하는 환자를 일일이 상대하자니 상담 시간이 부쩍 길어지고, 또 그런 환자가 많으면 같은 말도 많이 해서 금방 지쳐버린다는 것이다. 그러나 이에 대한 해답도 그리 어렵지 않다. 짧고 간결하면서도, 환자가 원하는 답을 얻기 위한 정확한 질문을 하면 된다. 그래서 환자 스스로 공부해야 한다. 다시 말하지만, 전문적이지 않아도 된다. 상식 수준이라도 정확한 답변을 듣는 데 부족함이 전혀 없다. "제 증상을 인터넷에서 찾아보니 허리디스크 같은데 신경치료받아야 할까요?", "요즘은 비수술 치료도 많다고 들었는데요." 당신이 이런 질문을 의사에게 했다고 하자. 이런 질문에 아마도 의사는 자기 책상 위에 놓여 있는 척추 모형을 들고 당신이 이해하기에 꽤 어려운 설명을 할 것이 분명하고, 당신은 의사의 설명이 정확히 이해되지 않는데도 고개를 끄덕이며 "네."를 연발할 것이다. 여기서 염두에 둘 사실은, 허리디스크 진단은 인터넷에서 공부한 환자가 아니라 의사가 한다. 처방도 신경치료일지, 물리치료일지, 수술일지 의사가 준다. 비수술 치료가 적합할지 아닐지도 의사가 판단한다. 의사가 "요즘은 환자가 진단도, 처방도, 수술 방법도 다 정해서 온다. 의사 참 편해졌다."고 하소연할 만하다. 만일 수술이 필요해서 의사로부터 몇 가지 비수술 치료 방법을 추천받았는데, 환자가 그중 한 가지를 선택했다고 해서 환자의 선택이 옳았다고 판단할 수 있는 근거도 없다. 어떤 방법이든 어차피 의사가 결정한 것이다. 이런 질문을 한 흰지는 자신의 상태도 제대로 모르고, 간결하고 정확한 답변을 듣기 위해 준비한 것도 아니다. 이런 환자는 건강을 되찾는 것이 어려운 것은 물론 결과적으로 환자나 의사 모두에게 도움이 안 된다. 이에 반해 '통증은 염증이다.', '허리디스크도 염증 때문이다.'와 같은 정보가 바탕이 되면, 의사에게 이렇게 질문할 것이다. "어떻게 하면 염증을 줄이거나 없앨 수 있을까요?" 현명한 의사라면 단기적인 병원 치료 처방과 장기적인 생활 습관 처방 모두 알려줄 것이다. 그것도 친절하게. 이런 처방을 받아 꾸준하게 치료하면, 효과도 좋고, 살아가면서 병원 방문은 자연스레 최소화될 것이다. 당신 생각에 '통증', '염증'이란 단어가 '신경치료', '비수술 치료'보다 이해하기 어려운가? 이렇듯 약간의 상식만으로도 공감의 끈을 다시 이을 수 있다.

당신이 그토록 원하는 '좋은 의사'는 약간의 공부와 공감만으로 언제든지 만날 수 있다. 그러니 간결하고, 상식적이며, 자신의 건강을 개선할 수 있는 핵심을 조금만 고민하면 된다. 환자와 의사를 연결하는 공감의 끈을 다시 잇는 것은 서로를 이해하는 아주 작은 마음에서 시작할 수 있다. 생각보다 어렵지 않다. 그리고 이어진 공감의 끈은 환자에게 절대적으로 유리하다. 일단 병이 나을 수 있지 않은가. 재발을 예방하는 것은 덤이다.

건강할 때 생각을 하면
질병을 예방할 수 있고,
질병에 걸렸을 때 생각을 하면
치료가 훨씬 수월할 수 있다.

4. 근본 원인을 찾아서

어렸을 적 내가 살던 시골에는 여름이면 근처 개울에 수영하는 아이들이 많았다. 약간 깊은 곳은 근처 바위에서 다이빙으로 용기를 뽐내기 좋은 장소였는데, 내게는 상처의 장소이기도 하다. 다이빙 도중 물속 바닥에 머리를 찧어 엄청 아팠던 기억이 있다. 이후로 지금까지 거꾸로 다이빙하지 않는다. 운이 좋아 엄청 아픈 수준이지 돌이나 바위가 있었다면, 지금 이 자리에 없을 수도 있기 때문이다. 어떤 문제든 원인을 제거하면 예상치 못한 경우를 제외하고, 사전에 문제를 예방할 수 있다. 내가 원인(다이빙)을 제거했으므로, 앞으로 물속 바닥에 머리를 찧는 일이 절대 발생하지 않는 것처럼 말이다. 하지만 다이빙할 때 머리를 크게 다칠 뻔한 경험이 없었다면, 다이빙을 딱 끊을 수 있었는지는 의문이다. 질병도 마찬가지다.

허리디스크로 고생해 본 적 없는 사람은 허리디스크가 어떤 육체적·정신적 고통을 가져오는지 상상조차 할 수 없다. 간혹 허리디스크로 고생하는 주변 지인을 통해 간접적으로 경험할 수는 있지만, 직접적인 허리디스크 고통은 단 1%도 공감할 수 없다고 단언한다. 이 말은 허리디스크를 앓아본 경험이 없다면, 허리디스크의 위험성을 잘 모르기 때문에 허리디스크 원인에 관심이 없고, 안타깝지만 미리 조심할 수 없다는 것이다. 암이나 고혈압, 심장마비 등과 같이 당장 죽음과 연결된 질병을 예방할 수 있는 습관도 안 하는 마당에, 허리디스크로 죽었다는 사람을 본 적이 없으니, 허리디스크 원인 따위가 안중에 있을 리 없다.

허리디스크 원인을 찾는 것이 어려운 이유는 또 있다. 일반적으로 허리디스크 원인으로 지목되는 내용을 보면, 이것이 모든 질병의 원인인지 허리디스크 원인인지 구분조차 할 수 없다. 일례로 몇몇 기관에서 허리디스크(추간판탈출증) 원인과 관련해 설명한 것을 보면 금방 알 수 있다.

【표 1】각 전문기관에서 제시한 허리디스크 원인

기관명	허리디스크 원인
대한척추신경외과	무거운 물건 들어올리기, 장시간 앉아 일하기, 비만, 흡연, 나쁜 자세, 사고
질병관리청 국가건강정보포털	노화, 육체적인 과부하, 약한 허리 근육, 잘못된 자세, 흡연, 비만, 유전적 요인
대한민국 정책브리핑 정책뉴스	구부정한 자세에서 비롯된 퇴행성 질환, 무거운 걸 들다 허리를 다친 병력, 추락, 낙상, 지나친 체중, 교통사고 후 갑작스러운 통증

각각의 기관에서 제시한 허리디스크 원인을 볼 때, 과연 당신이 허리디스크 예방을 염두에 두고 행한 행동이 있을지 궁금하다. 허리디스크 예방을 위해 '노화', '장시간 앉아 일하기'를 신경 쓴 적이 있는가? '흡연'하면 허리디스크에 걸릴 수도 있다고 생각한 사람은 과연 있는가 말이다. 보건복지부

와 질병관리청에서 2020년에 발표한 자료에 의하면, 국내 만 19세 이상 성인 기준 20.6%가 흡연자다. 어림잡아도 1,000만 명이 넘는다. 허리디스크 수술 후 허리보호대를 한 채로 건물 밖에서 흡연하는 경우를 쉽게 볼 수 있는데, 흡연을 허리디스크 원인으로 생각하는 사람이 몇 명이나 있을지 의문이다. 게다가 나열한 원인 대부분은 허리디스크 외에 다른 질병의 원인으로 더 유명한 것도 많다. '무거운 물건 들어 올리기'는 관절에, '장시간 앉아 일하기'는 소화불량에, '비만'은 고혈압에, '흡연'은 폐암에, '나쁜 자세'는 척추측만증에, '사고'는 각종 골절 등과 연관 짓는 것이 더 설득력 있다. 일반인들은 모든 질병에 해당하는 원인을 어떤 질병에도 해당하지 않는 원인으로 본다. 그래서 원인을 제거하기 어렵고, 질병 예방이 어렵다.

그러면 과연 허리디스크 원인은 무엇인가? 의사가 보는 허리디스크 원인은, 허리를 다쳐 디스크가 파열된 것이다. 하지만 내가 생각하는 허리디스크 원인은 '생각 없음'이다. 허리디스크 질병으로 내가 가장 많이 한 것이 '후회'다. '처음 허리를 다쳤을 때 안정을 취할 걸.', '일보다 허리에 좀 더 신경 쓸 걸.', '첫 수술하기 전에 좀 더 자세히 알아볼 걸.' 등 셀 수 없이 많은 후회를 했다. 허리디스크가 악화되고, 내가 했던 후회 중 단 한 가지라도 제대로 생각했다면, 수십 년이란 시간도 잃지 않았을 것이다. 그렇기에 생각 없음이 내게 있어 허리디스크의 가장 큰 원인이다. 언뜻, 생각 없음이라니, 이것으로 어떻게 허리디스크를 탈출할 수 있을까 황당할 수도 있지만, 위에 나열한 모든 허리디스크 원인을 조심하는 것보다 훨씬 간단하다. 어떤 사람은 "그게 문제인 건 나도 알아, 하지만 다른 건 다 할 수 있는데 생각을 바꾸는 게 안 돼."라고 한다. 진짜 그럴까? 생각을 바꾸지 않고 다른 건 다 할 수 있을까? 그런 일은 없다. 생각을 바꾸지 않으면, 다른 그 무엇도 할 수 없다. 계속 아픈 이유가 그것이다. 주변에 위중한 질병에서 벗어난 분이 있다면, 한 번 살펴보길 바란다. 생각 없음을 바꾸지 않은 분이 단 한 명이라도 있는지 말이다.

우리는 주변의 건강 관련 각종 정보(가까운 지인의 질병 포함)를 너무 무시한 나머지 자기 건강이 악화되어 가는 신호도 생각 없이 모두 무시한다. 그리고 결국 건강을 해치고 난 다음 후회한다. 건강할 때 생각을 하면 질병을 예방할 수 있고, 질병에 걸렸을 때 생각을 하면 치료가 훨씬 수월할 수 있다. 이미 심각한 상태가 되면 마음이 쫓겨 정신도 온전할 수 없으므로 치료는 더욱더 어려워진다. 정신이 맑을 때와 혼탁할 때, 언제 공부가 더 잘 됐는지 학창 시절을 떠올려 보면, 당연히 정신이 맑을 때 공부가 더 잘 됐을 것이다. 그러니 아플 때보다 건강할 때 건강에 대해 생각하는 것이 훨씬 더 효과적이다. 심각한 질병에 걸린 후 생각한다면, 질병에 대한 경험으로 조금 더 알 수 있을지 모르지만, 질병으로 인해 스스로 판단하는 능력이 떨어져 건강에 대한 '진짜 생각' 대신 '가짜 생각'으로 머리가 꽉 찬다. 이는 치료 중에 접하는 수많은 결정의 순간에 후회가 따를 수밖에 없는 잘못된 판단을 불러온다.

"살아가면서 수많은 질병을 마주하게 되는데, 그 많은 질병에 대해 어떻게 일일이 신경 쓸 수 있냐? 그래서 의사가 필요한 것 아니냐?"고 반문할 수 있다. 틀린 말은 아니다. 하지만 바로 이것이 생각의 최대 '적'이다. 간단한 질병이라면 굳이 상관없지만, 생명이 걸린 병이라면 의사에게 전적으로 맡길 위중한 수준이 될 때까지 아무런 생각 없이 지내는 것이 과연 상식인가? 의사가 존재하는 이유가 병을 치료하는 것이니 병은 의사에게 전적으로 맡기고, 나는 맡은바 열심히 일하는 것이 정말 옳은 선택인가 말이다. 의사에게 병을 맡길 상황이 되면 전적으로 맡길 수도 있다. 하지만 그런 병에 걸리기 전에 또는 걸리더라도, 생각을 하면 환자에게 훨씬 더 좋다.

건강에 대한 진짜 생각을 하고 싶다면, 지금 당장 인터넷 서점에 '건강'이란 단어로 검색해보길 바란다. 당신이 읽을 수 있는 건강 서적이 차고 넘친다. 그중 단 한 권만이라도 정독한다면, 많은 질병을 예방할 수 있는 실마리를 찾을 수 있다고 확신한다. 내가 허리디스크와 관련된 나쁜 습관을 알려준다 한들, 건강한 사람들이 허리디스크 예방을 위해 당장 나쁜 습관을 피할 것으로 보지 않는다. '운 좋게(?)' 허리디스크로 약간의 고통만을 겪어 본 사람도 마찬가지다. 허리디스크가 얼마나 무서운 질병인지 진짜 생각으로 고민해 보지 않으면, 고통스러운 허리디스크는 아무 때나 온다. 면역력이 약하면 감기가 쉽게 걸리듯이, 나쁜 습관은 허리디스크 면역을 바닥으로 떨어뜨리는 것과 같다. 질병은 본격적으로 다가오기 전에 반드시 신호를 보낸다. 나처럼 생각 없이 그 신호를 무시하면 '죽는 것이 낫겠다.'고 할 정도의 고통을 맛볼 것이고, 그 신호를 무시하지 않고 진짜 생각을 한다면 건강한 삶이라는 선물이 주어질 것이다.

6 장
습관에서 찾은 답

이제는 건강 여정을
시작하는 일만 남았다.
'멈추지 않고!'

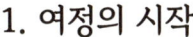

1. 여정의 시작

> "처음에는 어렵지만 훈련을 통해 점차 쉽고도 즐거워지는 신비한 여정" 또는 "배움을 통해 어느 수준까지 도달하는 과정 그 자체"를 뜻하는 '마스터리'
> — 조지 레너드의 『마스터리』 중에서

세 번의 수술이 모두 재발하는 '당연한 불운'을 겪고, 마지막으로 기대한 또 한 번의 수술이 무산된 후, 세상이 무너지는 좌절감을 맛보았다. 나이 들어 그렇게 목 놓아 울어본 적도 없다. 하지만 울음 뒤에 쉰 한숨은 내 정신을 번쩍 들게 했고, 우연히 눈에 들어온 선물 받은 후 처박아 놓았던 책 한 권으로부터 '허리디스크 질병 극복의 여정'을 출발했다.

이전에도 허리디스크와 관련된 몇 권의 책을 읽었지만, 그 책들은 모두 디스크 수핵이 터져 나와 신경을 압박해 통증을 유발한다는 의학적 내용과 허리디스크 질병 예방 및 완화할 수 있는 좋은 운동 및 자세에 대한 설명이 대부분이었다. 지푸라기라도 잡는 심정으로 책 내용을 매번 따라 했지만 별다른 효과를 볼 수 없었을 뿐만 아니라, 오히려 통증을 악화시키는 경우도 종종 있었다. 허리에 통증이 있을 때는 운동을 잠시 쉬거나 매우 조심하는 것이 차라리 나은데, 조급한 마음에 내 건강 상태와 맞지 않는 내용을 따라 한 것이 원인이다.

우연히 접한 책에서 허리디스크 질병 극복을 위해 가장 먼저 깨달은 것은, 통증이 염증에서 비롯된다는(건강 서적에서 흔히 볼 수 있는) 간단한 내용이다. 염증은 우리 몸이 질병에 대항하는 방법 중 한 가지로, 생명체가 가진 가장 기본적인 방어기능이다. 이 방어기능의 결과로 나타난 염증이 허리디스크 통증을 유발한 것이고, 내 몸은 염증에 매우 취약한 상태라는 것을 미루어 짐작할 수 있었다. 따라서 허리디스크에 염증이 누적되지 않고, 또 발생한 염증을 가라앉힐 수 있는 방법을 찾는 것이 허리디스크 통증을 없애기 위해 해야 하는 가장 중요한 일임을 깨달았다. 게다가 의사도 허리디스크 수핵 탈출이 염증을 일으킨다고 하니, 염증을 가라앉히는 것이 허리디스크로부터 탈출할 수 있는 나름 좋은 방법임이 분명했다. 이제는 건강 여정을 시작하는 일만 남았다. '멈추지 않고!'

좋은 것을 먹는 습관과
좋지 않은 것을 먹지 않는 습관 중에
더 중요한 것은
좋지 않은 것을 먹지 않는 습관이다.

2. 기본 중의 기본, 식습관

염증을 낮출 방법으로 첫 번째 떠오른 생각은 피를 맑게 하는 것이다. 몸 안에 생긴 염증 물질은 혈관을 타고 몸 전체로 퍼져 허리에도 영향을 미칠 것이고, 반대로 피를 맑게 하면 허리디스크에 영향을 미치는 염증 물질을 씻어낼 수 있다고 생각했다. 하지만 통증 때문에 정신적 도피처로 찾은 술, 과식, 야식 탓에 습관이 쉽지 않았다. 게다가 허리디스크 통증으로 운동은 꿈도 꿀 수 없었고, 몸무게에 대비해 복부비

만도 일부 있어 염증에 매우 취약했다. 특히 지방세포가 염증 물질과 깊은 관계가 있음을 고려할 때, 반드시 복부비만 문제 해결이 필요했다. 육체적으로도 정신적으로도 중대 결심이 필요한 총체적 난국 그 자체였다.

결국 나는 1일 1식을 결단했다. 처음엔 별다른 지식이 없었기 때문에 무작정 굶고 1일 1식을 했다. 당연히 술도 끊고 (담배는 배운 적이 없다), 과식과 야식도 과감히 중단했다. 하지만 잘 먹어야 낫는다는 말도 있듯이, 한 끼라도 제대로 챙겨 먹고자 탄수화물만 조금 줄인 균형 잡힌 식단을 진행했다. 1일 1식 초반에는 허리디스크 통증에 심한 공복감까지 더해져 매우 힘들었으나, 더 이상 물러날 곳이 없었다. 염증을 줄이고자 공부한 것으로 볼 때 틀린 것도 없었다.

대략 한 달간의 1일 1식으로, 서서히 변화가 나타나기 시작했다. 극심한 허리디스크 통증을 경험했던 사람들은 통증이 줄어드는 느낌에 매우 민감한데, 마치 통증이 디지털 신호같이 확연히 사라졌다. 비록 일상생활에 불편함이 한 가지도 없는 정도의 통증까지 줄어든 것은 아니지만, 이 정도 통증 수준만 해도 디지털 통증(허리디스크 통증이 있는 것과 없는 것은 삶의 질이 극과 극을 나타내는 것과 비슷해 저자가 붙인 이름) 0의 단계로 살아갈 수 있을 것 같았다. 그리고 계속된 1일 1식은 삶의 질을 눈에 띄게 향상시켰다.

몸 상태가 좋아지면서 주변으로부터 약간의 질문을 받았다. 대부분 1일 1식 식단을 궁금해했다. 사실 허리디스크 통증으로 힘들 때는 잘 먹고 잘 자는 것이 건강에 최고라 믿었고, 나를 치료한 의사들도 모두 잘 먹고 잘 자라고 조언했다. 하지만 분명한 것은, 잘 먹고 잘 자는 것이 생각보다 쉽지 않다는 것이다. 특히 잘 먹으라는 말을 아무 음식이나 먹으라는 것으로 이해하면 절대 안 된다. 음식이 사람을 살릴 수도, 죽을 만큼 고통스럽게 할 수도 있기에 1일 1식은 제대로 된 음식, 즉 균형 잡힌 영양을 제공할 수 있는 음식을 먹어야 한다. 음식을 고를 때 약간의 불편함이 따랐지만, 허리디스크 통증으로 더 이상 병원에 가고 싶지 않았고, 세수할 때, 머리 감을 때, 화장실 갈 때 아내를 비롯해 그 누구의 도움도 받고 싶지 않았다. 그래서 내게는 음식을 고르는 불편함 따위는 티끌만큼도 안중에 없었다.

좋은 것을 먹는 습관과 좋지 않은 것을 먹지 않는 습관

중에 더 중요한 것은 좋지 않은 것을 먹지 않는 습관이다. 누가 뭐라 해도 허리디스크로부터 탈출하기 위해 이것만큼은 절대 양보해서는 안 된다. 일반적인 백반 식사를 기준으로 특별히 가리는 음식을 정하지는 않았지만, 좋지 않은 음식은 철저히 가려서 먹고자 했다. 그리고 이런 생각을 바탕으로 몇 가지 식습관을 나름대로 정립했다.

첫 번째, 당 섭취 최소화. 염증을 최소화할 수 있는 식습관을 찾던 중, 우리 식생활에서 염증과 관련이 가장 높은 것 중 하나가 당 성분이라는 사실을 알게 됐다. 일반적으로 설탕이나 꿀처럼 단 음식을 당 성분으로 생각하는데, 포도당으로 전환되는 탄수화물 종류도 당 성분에 속한다. 쌀은 물론 밀가루, 즉, 면류, 빵류, 과자류 등도 모두 당 성분을 공급할 수 있는 음식이라 할 수 있다. 언뜻 이러한 음식을 모두 제외하면, 지금까지 즐겨 먹던 음식 중 대부분을 식단에서 빼야 할 정도로 우리 일상에는 당 성분을 공급하는 음식이 너무도 많이 널려 있다. 하지만 선택의 여지는 없었다. 쌀밥은 기존의 절반으로 줄이고, 면 종류, 빵 종류, 케이크, 떡, 탄산음료, 설탕이 포함된 커피 등 쌀밥을 제외한 대부분의 당 성분 포함 음식을 끊었다. 쉽지 않은 결정이었지만 이번만큼은 허리디스크에 패하고 싶지 않았다.

결과는 상상 이상으로 나타났다 당 섭취를 줄인 이후 가장 큰 변화는 일단 복부 지방이 완전히 사라지고, 허리디스크 통증도 거의 느끼지 못할 정도로 사라졌다. 게다가 몸도 머리도 한층 가벼워졌다. 결단이 힘든 만큼 보상도 컸다.

두 번째, 오래 씹기. 소화는 음식물을 분해하여 영양분을 흡수하기 쉬운 형태로 변화시키는 일을 말한다. 소화에는 여러 소화 효소가 작용하는데, 음식물과 소화 효소가 충분히 접촉하는 것이 소화에 큰 도움이 된다. 이는 음식물이 잘게 쪼개질수록 음식물의 표면적이 넓어져, 소화 효소와 충분히 접촉할 수 있다는 사실과 일맥상통한다. 그래서 소화의 중요한 첫 단계가 잘 씹는 것이다. 굳이 음식물을 씹는 과정에서 식욕과 관련된 호르몬을 언급할 필요도 없이 잘 씹는 것만큼 소화에 중요한 것은 없다. 소화가 잘된다는 것은 우리 몸에서 필요한 영양분을 제대로 공급함으로써 건강한 몸이 된다는 것이고, 소화가 잘 안된다는 것은 그 반대로 건강에 엄청난 악영향을 준다.

식사할 때 음식물을 입에 넣고 몇 번을 씹어 삼키는지 세어 본 적이 있는가? 나는 식사할 때 상대방이 대략 몇 번을 씹어 음식물을 삼키는지 살펴보는 습관이 있다. 대부분 식사할 때 자신이 몇 번을 씹어 음식물을 삼키는지 잘못 알고 있다. 식사 시간이 짧은 사람은 대략 5~6회, 다른 사람은 10~20회 정도 씹어 삼킨다고 하고, 그 외의 사람들은 특별히 씹는 숫자를 세 본 적이 없다고 말한다. 그런데 실제로 식사를 빨리하는 사람들은 대부분 10~20회 정도, 이보다 식사 시간이 긴 사람은 30회 전후를 씹어서 음식물을 삼킨다. 이렇게 음식물을 씹는 횟수를 잘못 알고 있다. 정말 5~6회 정도만 씹고 삼킨다면, 그 사람은 음식물을 덩어리 상태 그대로 삼킨다고 보면 된다. 당연히 소화가 안 된 음식물은 몸에 나쁜 물질을 내뿜는다. 오늘이라도 당장 자신이 몇 번 씹어 음식물을 삼키는지 정확히 세어 봤으면 한다. 스스로 씹는 횟수를 조절하기 위해 꼭 필요한 과정이다. 내가 추천하는 씹는 횟수는 대략 50회 이상인데, 자신이 5~6회를 씹어 삼킨다고 잘못 알고 있으면 처음부터 50회 씹기가 부담스러워 시도조차 하지 않는다. 사실 대부분은 20~30회 전후를 씹기 때문에 조금만 더 씹으면, 소화에서 가장 중요한 '오래 씹기'를 달성할 수 있는데도 말이다.

50회 이상 오래 씹기는 소화에 큰 도움이 될 뿐만 아니라, 추가적인 장점도 있다. 50회 이상 오래 씹으면, 식사 시간이 최소 20분을 넘어간다. 밥 한 그릇은 고사하고 절반을 먹기도 벅차다. 하지만 신기하게 배가 부르다. 그것도 많이. 이유는 식사 시 포만감을 느끼는 시간이 식사 시작 후 대략 20분 정도이기 때문이다. 일반적으로 직장인들의 점심시간은 주문한 음식을 기다리고, 식사하고, 차 한 잔 마시고, 마지막에 일터로 돌아오기까지 모두 합쳐 한 시간이다. 상황이 이러한지라 정작 식사에 할애하는 시간은 고작해야 10분 이내다. 이 시간은 포만감이 미처 느껴지지 않아, 당 성분 함량이 상상을 초월하는 디저트나 음료를 거리낌 없이 섭취하게 한다. 물론 내 몸 안으로 들어온 초과당 성분은 진화의 과정에서 인간이 갖게 된 저장 시스템을 활용하여 지방으로 내 몸에 쌓일 것이다. 그 과정에서 인슐린을 만들어 제공하는 췌장은 엄청난 혹사를 감당할 수밖에 없다. 나는 오래 씹기 하나만으로 과식 습관을 제거했다. 아니, 과식하고 싶어도 도저히 배가 불러서 더 먹을 수 없는 상황이 훨씬 많아졌다. 당연히 포만감 있게 식사하고도 체중은 감소하는 선물을 받았다. 당신이 중요하게 여겨야 하는 것은 자신의 건강을 위한 충분한 식사 시간이지, 식사 시간을 줄여서 하는 점심 운동이나 잡담이 아니다. 식사 시간을 줄이는 행동은 '내 몸에 독', 그 이상도 이하도 아니다. 오래 씹기는 내 몸에 독을 방지할 수 있는 가장 좋은 방법 중 한 가지다.

세 번째, 간식 중단. 우리 몸은 살아가기 위해 생리작용에 필요한 영양소를 원한다. 여기서 말하는 영양소는 탄수화물, 지방, 단백질만을 말하는 것이 아니라 비타민, 미네랄 더 나아가 물도 영양소다. 배가 고프다는 것은 몸에 영양소가 부족하다는 신호다. 간식을 찾는 것도 식사에서 미처 섭취하지 못한 영양소가 부족할 때 느끼는 공복감으로 말할 수 있다. 특히 식사를 면 종류로 할 경우, 빨리 배가 고프다고 말하는 것을 주위에서 종종 들어봤을 것이다. 이것은 밀가루가 주원료인 면에 우리 몸에서 요구하는 비타민, 미네랄이 거의 없기 때문이다. 오죽하면 밀가루에 '제로칼로리(zero calorie)'라는 별명이 붙었을 정도다. 점심이나 저녁을 밀가루 음식으로 때웠다면, 얼마 지나지 않은 시간에 배고픔으로 간식 생각이 간절할 수밖에 없다. 즉, 비타민, 미네랄 영양소가 거의 없는 밀가루 음식을 멀리하고 영양이 골고루 함유된, 제대로 된 식사를 해보면 특별히 간식 생각이 나지 않는 이유가 이것이다. 하지만 현대인에게 참 어려운 숙제다. 바쁘다는 핑계로 바로 해결할 수 있는 인스턴트 음식이 천지고, 행여 제대로 된 식사를 하고 싶어도 식사 시간이 채 10분도 되지 않기 때문에 제대로 씹지도 못하고 삼켜 소화도 잘 안 된다. 소화가 잘 안 된다는 것은 충분한 영양소를 흡수할 수 없다는 말과도 같아서 우리 몸은 항상 영양부족에 시달릴 수밖에 없다.

배부르게 밥을 먹고도 잠시 후에 간식을 찾는 것이 당연한 일상이 됐다. 간식 생각이 나지 않게 하려면, 제대로 된 식사와 오래 씹기를 함께해 내 몸에 충분한 영양을 공급하면 된다. 일부러 간식을 먹지 않으려고 노력할 필요도 없다. '간식'이란 단어를 까먹는 데, 그렇게 오랜 시간이 걸리지도 않는다.

목적지(건강)까지
정확히 얼마나 걸어야 도달할지 모르나
어쨌든 지금 한 발을 떼야 했다.

3. 시너지 효과를 부르는 운동 습관

없어진 통증으로 가장 반가운 것은 마음의 여유가 돌아온 것이다. 대학 입학과 동시에 얻은 허리디스크로 수십 년간 잊고 있었던 마음의 여유다. 무언가를 하고 싶은 생각도, 할 수 있다는 생각조차도 사치였는데, 통증이 사라지니, 무엇부터 할까 하는 희망이 자리 잡았다. 하지만 허리디스크로 인해 극도로 약해진 허리와 얇아진 양쪽 다리(극심한 다리 통증을 느끼는 허리디스크 환자는 혈액순환이 원활하지 않아 보통 다리가 얇아진다)를 먼저 회복하는 것이 급선무였다. 운동이 필요했다. 목적지(건강)까지 정확히 얼마나 걸어야 도달할지 모르나 어쨌든 한 발을 떼야 했다.

허리디스크 치료 방법이 지구에 사는 사람 수만큼 있듯이 본인에게 적합한 운동 방법도 자신만이 찾을 수 있다. 내게 적합한 운동이라 해서 다른 사람 모두에게 적합한 운동이라 할 수 없다. 일례로 '고양이 등' 운동이 있는데, 이 운동은 허리디스크와 관련한 거의 모든 책에서 추천하고 있다. 심지어 허리디스크 환자가 아닌데도 불구하고 내게 추천할 정도로 유명한 운동이다. 하지만 허리디스크로 고통받고 있는 누군가에게는 적합한 운동일지 모르나, 결정적으로 내게는 전혀 적합한 운동이 아니다. 허리가 어느 정도 안정된 지금도 이 운동은 절대 하지 않는다. 책에서 말하는 대로 여러 번 시도해 본 결과 허리통증을 악화시키는 느낌이 강하게 들었기 때문이다. 그토록 유명한 고양이 등 운동이 왜 하필 내게 적합하지 않은지 모르나, 허리디스크 환자는 '유명한 운동'이 아니라 '본인에게 적합한 운동'을 찾아야 한다는 교훈을 준 운동이다.

내게 적합한 운동을 찾기 위해 할 것은 허리디스크 통증이 어떻게 발생하고, 어떻게 악화하는지 이해하는 것이 순서다. 앞서 허리디스크 원인과 관련해 세 군데 기관에서 설명한 내용을 나름대로 종합할 때, 잘못된 자세든, 다친 것이든, 우리 몸의 허리디스크가 감당할 수 없는 힘이 가해져 추간판(허리디스크)이 제자리를 벗어나거나, 수핵이 터져 나와 주변 신경에 염증을 일으킨 것이 분명하다. 그리고 한 번 발생한 허리디스크는 직립보행(바로 선 자세의 생활) 하는 인간에게 떼려야 뗄 수 없는 숙명과도 같이 따라온다. 지구의 중력을 벗어날 수 없어 허리디스크에 가해지는 힘이 줄어들지 않기 때문이다. 게다가 제대로 관리가 안 되면, 허리디스크에 가해진 힘(중력) 때문에 아무 때나 악화될 수 있고, 허리디스크가 나았다고 해도 평생 안심할 수도 없다. 이런 사실을 고려해 허리에 가해지는 힘을 줄이고, 허리디스크를 보호할 수 있는 운동 방법을 골랐다.

첫 번째 운동은 '거꾸리 운동'이다. 직립보행이 허리에 미치는 하중을 완화하기 위해 거꾸로 물구나무를 서는 운동이다. 허리디스크가 직립보행 하는 인간에게 숙명과도 같은 질병이라면, 지구가 당기는 힘(중력)을 거꾸로 이용한 거꾸리 운동은 허리디스크 통증을 완화할 수 있는 가장 자연스러운 운동 방법 중 한 가지다. 병원에서 치료받을 때 사용하는 '요추 디스크 견인 장치'도 같은 원리다. 중력 대신 기계 장치를 이용하는 것만 다를 뿐이다. 단, 요추 디스크 견인 장치는 거꾸리 운동과 달리 가슴 부위와 골반을 가죽 벨트로 각각 잡고 서로 반대 방향으로 잡아당겨 요추(허리)를 강제 이완하는 방식인데, 환자의 체중을 고려하여 적당한 힘으로 요추를 견인함으로써 허리디스크 치료에 도움을 준다. 하지만 강제로 요추를 견인하다 보니 처음 사용하는 환자의 경우, 자칫하면 온몸, 특히 허리에 힘이 들어가고, 근육이 경직된 상태에서 견인하면 오히려 허리에 무리가 될 수도 있다. 물리치료실에서 이 장치를 사용한 후 급하게 일어나지 말라고 조언하는 것도 이 때문이다. 이를 무시하면 자칫 다음 사례와 같이 허리디스크를 급격히 악화시킬 수도 있어 조심해야 한다.

외국에서 지인이 잠시 들어와 집에서 며칠 지냈다. 평소 지인은 아이를 안아 올릴 때 허리에 부담이 되는 자세로 행동하곤 했는데, 사건이 있던 날 허리를 삐끗해 가까운 병원에 들렀다. 치료 과정에서 요추 견인 장치를 처음 접해본 지인에게 몸무게를 고려한 힘이 요추에 가해졌는데도, 극심한 허리 통증과 함께 요추 견인 장치 위에서 거의 실신하는 상황이 됐다. 응급 처치를 받았지만, 지인은 2주 정도 집에서 누워만 있을 정도로 몸 상태가 안 좋아졌고, 1년이 지난 지금까지도 허리 상태가 이전과 같지 않다고 한다. 당연히 요추 견인 장치에 대한 트라우마도 생겼다.

이러한 요추 견인 장치에 비해, 거꾸리 운동은 본인의 체중이 허리에 미치는 하중과 똑같은 하중으로 자신의 허리를 당기는 이완 효과가 있다. 특히 약간의 적응 과정을 거치면 완전히 거꾸로 서도, 허리 근육을 포함한 몸 전체에 힘이 들어가지 않고 편안하게 있을 수 있다. 또한 요추 견인 장치는 골반과 가슴 부위를 조인 가죽 벨트의 균형이 맞지 않을 때 허리가 균형적으로 견인되지 않고, 힘이 어느 한쪽으로 치우쳐서 허리에 무리를 준다. 반면, 거꾸리 운동은 말 그대로 지구가 완전한 수직으로 당겨주는 '연직 방향' 이완이기 때문에 가장 완벽한 요추 견인이 된다. 단, 거꾸리 운동에도 주의할 것이 있다. 거꾸리 운동을 처음 접하는 사람이 수직으로 거꾸로 서게 되면, 갑작스러운 자세 변동으로 간혹 어지럽게 느끼므로 단번에 거꾸로 서면 안 된다. 어떤 운동이든 처음에는 약하게 시작하여 점점 강한 강도로 올리듯이, 거꾸리 운동도 거꾸로 서는 각도를 서서히 증가시켜야 한다.

  조금 더 상세하게 설명하자면, 거꾸리 운동을 처음 시작할 때, 거꾸리 운동 기구가 바닥과 수평 상태가 되도록 몸을 누이고 호흡을 편안하게 한다. 옆에서 보면 몸이 공중에 붕 떠서 평편하게 누워있는 모습이 되는데, 드물게는 이 상태에서도 약간의 어지러움을 느끼는 사람도 있다. 몇 분 후 호흡이 편해지면 수평 상태보다 머리 크기 1개 높이만큼 머리를 아래쪽으로 이동시켜 다리가 머리보다 약간 높게 위치하도록 한다. 이 자세에서 어지러움을 느끼지 않고 편안하게 숨을 쉴 수 있게 되면, 수평 상태보다 머리 크기 2개 높이만큼 머리를 다리보다 낮게 위치시킨다. 이러한 방법으로 매일 조금씩 머리 높이를 낮춰, 마지막에는 몸이 완전히 거꾸로 서서 거꾸리 운동 기구의 등받이가 등에서 완전히 떨어질 때까지 적응하면서 계속한다. 내 경우 완전히 거꾸로 설 때까지 약 일주일 정도 걸렸다. 간혹 발목이나 무릎이 불편해 완전히 거꾸로 서는 것이 힘들면, 굳이 완전히 거꾸로 서지 않아도 체중에 의해 허리가 일부 견인되기 때문에, 본인이 견딜 수 있는 수준에서 거꾸로 서도 좋다. 다시 말하지만, 본인에게 가장 적합한 수준은 자기만이 안다.

거꾸리 운동은 아침과 저녁, 하루 두 번 정도 편한 시간에 각각 약 3분 이내로 하는 것이 적당하다. 간혹 거꾸로 서 있는 것이 편해진 나머지 5분, 10분 또는 그 이상 거꾸로 매달리는 경우가 있는데, 허리는 물론 무릎과 발목에 부담을 줄 수 있으므로 1일 2회, 회당 3분을 넘지 않기를 바란다. 과하면 하지 않는 것만 못하다. 중요한 것은 '매일 잊지 않고' 꾸준하게 하는 것이다. 내 경우 아침 출근 전과 퇴근 직후에 했다. 아침, 저녁에 각각 매달려 있는 시간 3분을 포함해 10분씩만 투자하면 충분하다. 참고로 거꾸리 운동 기구는 수동과 전동이 있는데, 어차피 평생 사용할 것이므로, 조금 비용을 들여서라도 전동을 구매하는 것이 좋다. 수동은 각도 조절이 힘들고 거꾸로 선 상태에서 똑바로 선 상태로 돌아갈 때 힘이 빠져, 자칫 똑바로 서지 못해 낭패를 볼 수도 있다.

두 번째 운동은 '백익스텐션' 허리 근육 강화 운동이다. 시중에서 판매 중인 백익스텐션 기구를 사용하는 것이 좋은데, 주의할 것은 허리디스크 환자는 허리를 앞으로 구부리는 자세가 매우 안 좋기에 백익스텐션 기구를 사용할 때 앞으로 구부리는 상태는 절대 금물이다. 한동안 허리디스크 관리를 잘해서 허리 상태가 좋아진 사람도 단 한번의 잘못된 백익스텐션 사용으로 그동안 좋아진 허리를 완전히 망쳐버릴 수도 있다. 백익스텐션 기구에 올라 허리를 똑바로 편 상태에서 뒤쪽으로 약간 구부렸다가 다시 허리를 똑바로 편 상태로 되돌아오는 방법을 추천한다. 또 뒤쪽으로 허리를 구부리는 과정에서 허리에 힘이 들어가는데, 너무 무리해서 뒤쪽으로 허리를 구부리지 않도록 하는 것이 중요하다. 간혹 본인 건강 상태에 따라 뒤쪽으로 구부리는 각도가 너무 작다고 생각하는 사람은, 무리해서 많이 구부리지 말고 운동 횟수를 늘려주면 된다.

백익스텐션 운동은 대략 60회를 한 사이클로 2회 정도 하는데, 처음부터 60회를 시도하면 안 된다. 처음에는 한 사이클에 20회를 넘지 않는 횟수로 시도하고, 점차 횟수를 늘려 60회까지 시도한다. 이 운동은 20회에서 60회까지 늘리는 데, 2주 정도 걸렸다. 단, 허리를 뒤쪽으로 구부렸다가 다시 제자리로 돌아올 때 힘이 빠져서 본인도 모르게 허리가 앞으로 구부러질 수 있으므로, 반드시 백익스텐션 장비의 손잡이 등을 활용하여 허리를 앞으로 구부리지 않도록 주의해야 한다. 그리고 백익스텐션 운동이 적응되면 한 사이클인 60회가 적다고 느껴질 수 있어 횟수를 100회 또는 100회 이상으로 증가시키는 경우가 있는데, 바람직하지 않다. 차라리 60회 사이클을 1~2회 정도 더 늘려주는 것이 좋다.

세 번째 운동은 '레그프레스'라는 하체 근육 강화 운동이다. 이 운동은 완전히 누워서 하는 것보다 되도록 앉아서 하는 기구가 바람직한데, 허리디스크 환자가 한 번 누웠다 일어날 때 허리에 많은 부담을 주기 때문이다. 레그프레스 운동은 다리 힘에 따라 들어주는 무게를 달리해줄 수 있는데, 허리디스크 환자는 가장 가벼운 무게부터 하는 것이 좋다. 내 경우 처음 레그프레스 운동을 할 때, 20kg 무게로 60회를 시도했다. 언뜻 듣기에 20kg 무게가 꽤 무거울 것처럼 생각되지만, 레그프레스에서 20kg은 다리만 올려놔도 움직일 정도로 부담이 적은 무게다. 다른 운동과 마찬가지로 처음에는 허리에 거의 부담을 주지 않을 정도의 무게부터 시작해 서서히 무게를 증가시키는 것이 매우 중요하다. 허리디스크로 고생할 당시 몸무게가 대략 70kg 전후였는데, 최대로 들어 올린 레그프레스 무게가 60kg 정도였다. 물론 처음부터 60kg을 들어 올린 것이 아니라, 20kg부터 서서히 늘려 약 한 달 만에 60kg을 들어 올리기 시작했다. 이후는 계속 60kg으로 운동했으며, 횟수는 한 사이클을 100회로 하여 2사이클로 했다.

 운동 습관으로 거꾸리, 백익스텐션, 레그프레스를 진행하며 중요하다고 느낀 부분은 시간이 걸리더라도 무리하지 않고, 내 몸 상태에 맞게 서서히 강도를 증가해 나가는 것이다. 특히, 주의할 것은 기존에 느꼈던 통증보다 조금이라도 더 큰 통증이 느껴진다면, 그 즉시 운동을 멈추는 것이 필수다. 이때는 며칠이 걸리더라도, 통증이 줄어든 후 운동을 다시 시작해야 한다. 간혹 통증이 있는데도 불구하고 운동으로 풀어줘야 한다는 사람이 있는데, 건강한 사람에게 해당하는 사항이지 허리디스크 환자에게는 어림도 없는 소리다. 통증이 더 커졌는데 무리해서 운동하는 것은 벌에 쏘인 자리를 수세미로 문지르는 것과 다르지 않다. 또한 통증이 가라앉고 운동을 다시 시작할 때는 이전보다 운동 강도를 약하게 하고 횟수도 줄여서, 통증이 기존 대비 증가하지 않는 상태에서 서서히 진행할 것을 권하는 바이다.

내게 '가장 귀한 선물'을 하면,
내 몸은 그 보답으로
'가장 귀한 건강'을 선물할 것이다.

4. 내 몸을 살리는 영양 습관

『죽은 의사는 거짓말을 하지 않는다』의 저자 조 월렉 박사는 인간은 매일 90여 가지의 영양소가 필요하다고 했다. 60가지 미네랄, 16가지 비타민, 12가지 필수 아미노산, 그리고 3가지 필수 지방산 등이다. 이 의견에 대해 현재까지도 몇몇 전문가는 "비타민을 먹는 것은 비싼 소변을 볼 뿐입니다."라며 영양제를 별도로 섭취하는 것에 대해 무시하는 말을 종종 한다. 나도 한때는 우리가 먹는 음식물을 통해 충분한 영양소를 공급받으므로 별도의 영양제는 필요 없다고 강하게 주장하던 때가 있었다. 하지만 '미 상원문서 264호'는 이렇게 말한다. "음식, 과일, 채소, 곡물 등을 통해 우리에게 필요한 충분한 미네랄을 더 이상 섭취할 수 없다."

미네랄은 다른 영양소와 달리 합성되는 물질이 아니다. 다시 말해, 토양에 있는 미네랄을 다 뽑아 쓴다면, 그 토양이 미네랄을 보충하기 전까지는 미네랄이 부족한 상태가 되는 것이다. 그런데도 우리 인간은 그동안 토양에서 매년 엄청난 농산물을 재배함으로써 미네랄을 고갈시키다시피 했다. 이러한 이유로 우리가 재배하여 섭취하는 농산물에 충분한 미네랄이 포함되어 있지 않다고 생각하는 것이 상식적이다. 그러므로 식사 이외에 미네랄 영양제를 매일 별도로 섭취하는 것에 대한 반대를 넘어서는 비난이 비상식적이다. 1753년, 영국 해군 군의관인 제임스 린드가 선원들에게 레몬주스(비타민 C)를 마시게 하면 괴혈병에 걸리지 않는다고 발표한 논문을 굳이 언급할 필요도 없다. 거의 250년 후에 원인이 밝혀지긴 했지만, 비타민C 부족이 엄청나게 많은 선원을 죽음으로 몰아간 것처럼, 영양소 부족이 인간의 건강에 악영향을 준다고 생각하는 것이 상식이다.

영양소 결핍은 인체에 반드시 병을 일으킨다. 반대로 영양소가 충분하면 최소한 건강의 기본은 갖춘다고 생각한다. 내가 그랬듯이 영양제를 복용한 후 아침 잠자리에서 일어나는 느낌이 이전과는 확실히 다르다고 얘기하거나, 상처가 아무는 시간이 이전보다 확실히 짧아졌다고 하는 사람은 차고 넘친다. 누군가가 "그것이 확실히 영양제의 효과가 맞습니까?", "증거를 제시할 수 있습니까?"라고 묻는다면, 즐겁게 웃고 있는 사람에게 기분이 좋다는 증거를 제시하라고 말하는 것과 같다고 말하고 싶다. 인체에서 일어나는 모든 물질대사를 정확하게 설명할 수 있는 사람이 지구상에 과연 얼마나 있을까?

'영양(營養)'은 '생물이 살아가는 데 꼭 필요한 에너지와 몸을 구성하는 성분'을 말한다. 탄수화물, 지방, 단백질, 비타민, 무기질, 물 등이 가장 많이 알려진 영양물질이다. 이 중 탄수화물, 지방, 단백질은 3대 영양소로 불리며 가장 많이 알려진 영양소다. 영양제는 말 그대로 영양을 제공할 수 있는 물질을 통칭하기는 하나, 3대 영양소(탄수화물, 지방, 단백질)를 제외한 비타민, 무기질 등으로 이해하기도 한다.

우리가 영양제를 접하는 방법은 대부분 의약품, 건강기능식품, 건강식품이다. 최근 우리 주변에서 너무도 쉽게 영양제를 접하고 있는 나머지 영양제를 건강기능식품과 건강식품으로만 아는 경우가 있는데, 비타민과 미네랄제는 분명 의약품(약사법에 일반의약품으로 구분되어 의사의 처방 없이 사용할 수 있다)의 범주에도 포함된다. 그리고 건강기능식품은 「건강기능식품에 관한 법률」에서 '인체에 유용한 기능성을 가진 원료나 성분을 사용하여 제조(가공)한 식품'으로 정의되어 있다. 반면 건강식품은 일반적으로 건강에 좋다고 생각되는 식품을 통칭해서 말하며, 자연식품, 천연식품 등 건강이란 말과 연관될 수 있는 단어로 사용되기도 한다. 더욱이 건강식품은 안전성과 관련해 별도의 관리를 받지 않는다. 따라서 영양제는 최소한의 안전성을 고려하여 '일반의약품'과 '건강기능식품' 중에서 선정하는 것이 바람직하다고 본다.

마지막으로, 영양제는 원료의 출처, 선정, 재배 및 제조까지 꼼꼼히 따져보기를 바란다. 간혹 영양제를 선택할 때 "다 거기서 거기지."라며, 저렴한 가격을 기준으로 삼는 경우가 있는데, 건강은 돈으로 따질 수 없다고 하면서 내 몸을 위한 영양제는 저렴한 가격을 기준으로 삼는다니 이해가 안 되는 행동이다. 나는 내게 해줄 '가장 귀한 선물'을 고르듯이 영양제를 선택했다. 가격을 고려하지 않은 것은 아니나, '저렴함'이 영양제 선택의 기준이 되진 않았다. 또한 영양제와 관련해 제대로 알고 쓴 글인지 의심이 들 정도로 가볍게 접근한 인터넷 정보도 무분별하게 받아들이지 않았다. 삶의 끝자락에 서 보니 하나의 영양제 선택도 결코 가볍게 보이지 않은 것이다.

내 몸을 나처럼 고민해 줄 누군가가 있을 것이란 생각은 애초에 접는 것이 좋다. 자기 몸을 스스로 살피고 위하는 습관만이 본인의 건강을 지킬 수 있다고 믿는다. 이 습관으로 지긋지긋한 허리디스크로부터 완전히 탈출했기에 하는 말이다. 내게 가장 귀한 선물을 하면, 내 몸은 그 보답으로 '가장 귀한 건강'을 선물할 것이다.

나쁜 습관은
내 의지와 상관없이 쉽게 찾아온다.
하지만 생각하는 사람에게
나쁜 습관은 절대 오지 않는다.

5. 생명을 불어넣는 물 마시기 습관

4년 전, "허리디스크 통증에서 벗어날 수도 있겠다!"라는 희망을 품기까지 삶의 반 이상을 끔찍한 고통 속에서 살아왔다. 4년 전을 기준으로, 그 이전과 이후의 가장 큰 차이는 '건강 습관'이다. 그리고 건강 습관 대부분이 그렇듯 엄청 복잡하고 하기 힘든 습관이 아니라, 단지 얼마나 꾸준하게 하고 있느냐가 중요하다. 마치 얼마나 꾸준하게 작업을 하느냐에 따라, 캐낸 사금의 양이 결정되는 것처럼 건강 습관은 꾸준함을 절대 배신하지 않는다. 그런 면에서 식습관, 운동 습관, 영양 습관은 내 건강을 찾아준 일등 공신이다. 여기에 더해 지금 소개하는 습관은 일등 공신 중 최고 높은 자리에 있다고 지신 있게 말할 수 있다. 대부분 너무도 흔하게 들어봤던 습관이라 대수롭지 않게 지나쳐 왔지만, 나는 이 습관 하나만으로도 이제껏 볼 수 없던 다이아몬드 같은 귀한 건강을 얻을 수 있다고 확신한다.

> 우리는 건강 문제로 고통을 당하게 되어서야 비로소 그에 대한 설명과 해결책을 백방으로 찾기 시작한다. 그러한 질병들은 어쩌면 우리를 죽음에 이르게 할지도 모른다. 자신에게 그러한 문제가 닥치기 전까지는, 심각한 질병을 알리는 의사의 진단과 선고가 한 사람의 삶과 영혼에 얼마나 막대한 영향을 끼치는지 결코 실감하지 못한다. 부디 나 자신과 주변의 소중한 누군가가 그런 상황에 처하지 않기를 빌도록 하자. 오늘 하루도 수천의 사람들이 질병을 선고받고 있을 것이다.
>
> - F. 뱃맨겔리지

1979년, 정치범들을 수감하는 이란 에빈교도소에 한 의사가 있었다. 재소자의 건강을 책임지는 의사가 아닌 처형될 수도 있는 재소자 상태의 정치범으로 말이다. 그 의사에게 어느 날, 궤양으로 격심한 통증을 호소하는 동료 재소자가 두 사람에게 부축받으며 찾아왔다. 경비에게 재소자를 죄수 병원으로 데려다 달라고 거듭 간청했지만, 대꾸조차 없는 경비를 뒤로하고 찾아온 것이다. 의사 자신도 수감자의 상태인지라 약이 없다고 말하는 순간에도 환자의 고통은 심해졌다. 안타까운 마음에 의사는 두 잔의 물을 주었다. 그런데 몇 분도 지나지 않아 궤양으로 인한 심한 통증이 누그러지기 시작했고, 8분 만에 통증이 완전히 사라졌다. 의사는 이 일을 통해 '질병' 상태의 복부 통증을 해소하는 물의 효능을 확인할 수 있었다. 의사는 그 뒤로 2년 반 동안의 수감 기간 중 3,000건이 넘는 스트레스로 인한 소화성 궤양을 단지 수돗물만으로 훌륭히 치료해낼 수 있었다.

이 내용은 F. 뱃맨겔리지 박사가 정치범 교도소에 수감 생활을 하던 중 있었던 일화다. 뱃맨겔리지 박사는 이 사건을 계기로 물에 관한 연구를 진행하여, 불후의 저서 『물, 치료의 핵심이다』를 비롯해 수많은 논문과 저서를 남겼다. 나는 뱃맨겔리지 박사의 몇몇 저서를 읽는 내내 어느 한 페이지도 눈을 뗄 수 없을 정도로 큰 감동 속에 있었다. 뱃맨겔리지 박사는 『물, 치료의 핵심이다』에서 물에 대한 가히 혁명적 시각을 보여줬다. 가장 인상 깊었던 내용은 물을 '세계 최고의 통증약'이라고 소개한 내용이다. 이 책에서 지금까지 얘기하고 있는 모든 것이 통증과 관련된 것임을 고려할 때, 뱃맨겔리지 박사의 지식을 통해 '물 마시는 습관'을 갖춘다면 앞서 식습관, 운동 습관, 영양 습관에 이어 화룡점정이 될 만한 습관이 될 것임을 확신했다. 게다가 '물'은 의사의 처방이 필요 없고, 어디서나 마음대로 사용할 수 있으며, 비용도 들지 않고, 부작용도 전혀 없다.

심각한 신장 질환자가 아닌 경우, 뱃맨겔리지 박사가 추천한 물 마시는 시기와 양은 식사 30분 전 2잔, 식사 2시간 30분 후 1잔 그리고 기상 직후 2~3잔이다(1잔 기준은 각자의 체중에 따라 다르며, 성인 기준 대략 100~200㎖다). 우리 몸은 70%가 물로 이뤄져 있다. 1분 1초도 몸에서 물이 증발하지 않는 순간이 없다. 최근 코로나바이러스로 늘 마스크를 쓰고 생활하는데, 매번 숨을 내쉴 때마다 안경에 김이 서리는 것은 수분이 우리 몸에서 밖으로 항상 빠져나가고 있다는 증거다. 따라서 인체가 물을 보충하지 않는다면 탈수에 시달릴 수밖에 없고, 생명을 유지하는 데 반드시 필요한 생리 활동을 기대할 수 없다.

"물을 대신할 수 있는 물질은 아무것도 없다."라고 말한 뱃맨겔리지 박사의 의견에 전적으로 동의한다. 우유, 커피, 탄산음료, 술, 주스에 물이 들어있기 때문에 물을 대신할 수 있을 것으로 생각하지만, 물과 근본적으로 다르다. 일례로 커피, 녹차 등에는 카페인이 들어 있어서 음료 속의 수분량보다 더 많은 양의 물을 소변으로 배출시킨다. 커피 한 잔을 마시면 최소 한 잔 이상의, 세계 최고의 통증약인 물이 내 몸에서 빠져나간다는 뜻이다. 결론적으로 카페인 음료를 비롯한 탈수 유발 음료는 허리디스크 통증을 감소시키고자 하는 사람에게 적합한 음료가 아니다. 탈수가 심해지면 심해질수록 혈액도 깨끗해질 수 없다. 깨달음은 항상 선물을 주듯이, 물 마시기 습관으로 최고의 몸 상태라는 선물을 받았다. 이를 몸소 경험한 나로서는 평생 가져갈 습관이다.

나쁜 습관은 내 의지와 상관없이 쉽게 찾아온다. 하지만 생각하는 사람에게 나쁜 습관은 절대 오지 않는다. 나쁜 습관을 막지 못한다면, 건강은 언제든 내 몸을 떠날 수 있다. 내가 끔찍한 허리디스크 통증에서 벗어나기 위해 몸부림치면서 얻은 진리다.

자기 자신에 대한 최악의 죄는
자기 자신에 대한 무관심이다.
자기 자신에게
관심을 두고 있다고 생각하지 말고
진짜 관심을 가져라.

6. 다시 태어나게 한 선물

식습관, 운동, 영양 챙기기, 물 마시기. 이 네 가지 습관은 내게 새 삶을 선물했다. 네 가지 습관 시작 후 불과 4주 남짓부터 디지털 통증 0(통증을 거의 느낄 수 없어서 일상생활에 전혀 불편함이 없는 수준의 통증)의 수준이 됐다. 이전과는 확연히 다른 느낌, 분명히 알 수 있었다. 희망은 배고픔도 잊게 만드는지 1일 1식에도 배고픔이 크지 않았고, 운동도 너무 즐거웠다. 태어나서 영양제를 그렇게 정확한 시간에 빠짐없이 챙겨 먹은 적도 없다. 물도 항상 옆에 있었다. 모든 것이 행복했다. 아침에 눈을 뜨는 것도 즐거웠고, 출·퇴근길에 콧노래가 나올 정도로 웃음기도 찾았다. '새로운 삶을 얻은 느낌이 이런 것인가?' 하는 생각이 들 만큼 매일의 습관으로 활기찬 생활을 이어갔다.

그러던 어느 날, 운동을 마치고 계단을 오르다 발을 헛디뎌 허리에 통증이 느껴졌다. 갑작스러운 상황에 "이대로 모든 것이 물거품이 되나?" 하는 걱정이 앞섰다. 하지만 효과를 확인했던 습관은 멈추지 않았다. 그리고 정확히 24시간 후, 발을 헛디뎌 다시 찾아온 통증이 확연히 줄었다. 이전 같았으면 최소 한 달은 병원 신세를 졌을 통증이 단 24시간 만에 가라앉았고, 3일 만에 통증이 완전히 사라졌다. 내 몸이 염증을 가라앉히고 제자리를 찾는 속도가 매우 빠름을 확신한 순간이었다. 이후 몸은 더 빨리 회복됐다. 건강 습관을 시작한 지 두 달도 채 되지 않아 허리디스크를 전혀 인식하지 않고 생활할 수 있는 수준이 됐다. '병원', '물리치료' 그리고 '수술'이란 단어도 함께 잊었다.

단지,
생각하며 글을 읽을 수만 있다면,
병에서 탈출하고 싶은
간절한 소망이 있다면,

그리고,
이를 위해 약간의 시간을
투자할 용의가 있다면,
당신은 현재의 고통에서
충분히 벗어날 수 있다고 확신한다.

에필로그

내 허리디스크는 오직 나만이 손 볼 수 있다

참 오랫동안 허리디스크 고통 속에 살았다. 허리디스크로부터 탈출한 지 4년이 지난 지금도, 내가 듣는 첫 인사가 "요즘 허리는 어때?"일 정도로 내 일보다 내 허리디스크가 더 유명하다. 허리디스크 통증으로 괴로운 나날을 보내면서 허리에 좋다고 하면 서서 일하는 책상, 허리에 좋은 의자, 허리에 좋은 음식 등 모든 것을 시도했다. 하지만 모두 효과가 없었다. 원인은 간단했다. 허리디스크에서 벗어나고자 열심히 알아봤다고 생각했으나, 실제는 허리디스크를 겪어본 적도 없는 사람들의 의견을 생각 없이 따른 것이다.

병원 치료도 마찬가지다. 수술은 말할 것도 없고, 신경치료는 셀 수 없이 했다. 다 세지 못할 정도로 많은 침도 맞았다. 역시 전혀 효과를 보지 못했다. 내게 적합한 치료 방법인지 생각하지 않고, 남이 좋다고 하니까 생각 없이 찾아갔다. 효과가 없는 것이 당연할 수밖에 없었다.

27년은 짧은 기간이 아니다. 허리디스크 통증이 없는 지금 상태가 되기까지, 생각 없이 정말 오랜 기간 엉뚱한 곳을 돌아왔다. 내 상태는 내가 가장 잘 알 수 있다는 상식을 무시하고, 남에게 나를 전적으로 맡긴 결과다. 허리디스크 고통으로부터 당신을 진심으로 탈출시키고 싶어 하는 사람은 지인도 의사도 아니다. 당신 자신이다.

단지, 생각하며 글을 읽을 수만 있다면, 병에서 탈출하고 싶은 간절한 소망이 있다면, 그리고 이를 위해 약간의 시간을 투자할 용의가 있다면, 당신은 현재의 고통에서 충분히 벗어날 수 있다고 확신한다. 한마디로 내 허리디스크는 반드시 내가 손봐야 한다.

허리디스크 탈출, 공감이 시작이다.

2022년 9월 26일 초판 1쇄 발행
2022년 11월 11일 초판 2쇄 발행

글 | 이수호
책임편집 | 윤수빈
디자인 편집 총괄 | 이경민
마케팅, 디지털 콘텐츠 | 이경민

발행인 | 이경민
발행처 | 15번지
브랜드 | 마이티북스

© 이수호 (저작권자와 맺은 특약에 따라 검인을 생략합니다)

출판사 연락처
전화 | 010-5148-9433
이메일 | novelstudylab@naver.com
홈페이지 | http://novel15.net

저자 연락처
이메일 | gonggamsuho@naver.com

ISBN 979-11-975591-6-7

이 책은 저작권법에 따라 보호받는 저작물이므로 무단전재와 무단복제를 금지하며,
이 책 내용의 전부 또는 일부를 이용하려면 반드시 저작권자와 출판사의 서면 동의를 받아야 합니다.

정가는 책 표지에 표기되어 있습니다.
파본이나 잘못된 책은 구매하신 서점에서 교환해 드립니다.

'마이티북스'는 15번지의 브랜드입니다.

도서 제작 과정에서 다음과 같은 폰트들이 사용되었습니다.
'고운돋음, 고운바탕, KoPub바탕체, Noto Sans CJK KR.'
창작자들을 위해 무료로 배포해준 폰트 제작자 여러분에게 지면을 빌려 감사의 마음을 전합니다.